Toni Herbine-Blank
Donna M. Kerpelman
Martha Sweezy

Von Selbst zu Selbst

Toni Herbine-Blank
Donna M. Kerpelman
Martha Sweezy

Von Selbst zu Selbst

Die Arbeit mit Persönlichkeitsanteilen (IFS) in der Paartherapie

Aus dem amerikanischen Englisch von Bernhard Kleinschmidt

arbor
Arbor Verlag
Freiburg im Breisgau

Für alle Menschen, die sich mutig für den manchmal steinigen Weg bewusster, offenherziger Beziehungen entscheiden. Und für Jordan Blank, meinen Mann, der diesen Weg mit mir geht und mich stets dazu anregt, zu praktizieren, was ich predige.
Toni Herbine-Blank

Für Saul, meine Liebe und mein Licht.
Und für meine Mutter und meinen Vater,
deren beständige Liebe mich immer wieder beflügelt.
Donna M. Kerpelman

Für meine Eltern Nancy und Paul Sweezy,
die sich immer wieder für Mut und Klarheit entscheiden.
Martha Sweezy

Die Originalausgabe erschien 2016 unter dem Titel: *Intimacy from the Inside Out. Courage and Compassion in Couple Therapy* bei Routledgde, einem Imprint der Taylor & Francis Group.

Deutsche Erstausgabe
1. Auflage 2021

Lektorat: Usha Swamy
Titelfoto: © Benjamin Maibach/stock.adobe.com
Umschlaggestaltung und Satz: mediengenossen.de
Druck und Bindung: Kösel, Krugzell

Dieses Buch wurde auf 100 % Altpapier gedruckt und ist alterungsbeständig. Weitere Informationen über unser Umweltengagement finden Sie unter www.arbor-verlag.de/umwelt

www.arbor-verlag.de

ISBN 978-3-86781-263-4

INHALT

Phase 3

VORWORT

von Richard C. Schwartz

Es gehört zu den erfreulichsten Dingen für jemanden, der sein Leben der Arbeit an einer bestimmten Form von Psychotherapie widmet, wenn diese Therapie von wirklich talentierten Menschen erweitert, verbessert und geschickt für einen bestimmten Personenkreis angepasst wird. Mein herzlicher Dank gilt Toni Herbine-Blank, die mir mit Hilfe von Donna M. Kerpelman und Martha Sweezy eine solche Erfahrung verschafft hat. Dieses Buch ist ein wunderbarer Beitrag nicht nur zu der wachsenden Literatur über IFS, sondern überhaupt zur Paartherapie.

Das Buch widmet sich einem Thema von gewaltiger Komplexität – wie die zwei inneren Systeme eines Paares miteinander kollidieren und rigide Muster hervorbringen, die sie zur Auflösung treiben – und machen es in einfacher, klarer Sprache verständlich. Dabei werden lange erprobte Techniken vermittelt, die beiden Beteiligten dabei helfen, ihre Waffen sinken zu lassen, den Blick nach innen zu richten und von einem anderen Ort aus miteinander zu sprechen – dem Selbst. Wenn ein Paar dazu in der Lage ist, entwickeln beide unweigerlich neue Einsichten, und entdecken, dass es eine völlig unterschiedliche Reaktion beim Gegenüber hervorruft, wenn man vom Selbst aus für beschützende und verletzliche Teile spricht, statt aus diesen Teilen heraus zu sprechen. »Das Selbst heilt«, sagen wir in IFS, und das gilt für äußere wie für innere Beziehungen. Glücklicherweise befindet sich dieses heilende Selbst direkt unter der Oberfläche, die von den beschützenden Teilen der beiden Personen gebildet wird. Toni Herbine-Blank beschreibt die nötigen Schritte für alle Therapeutinnen und Therapeuten, die eine sichere Grundlage schaffen und dem Paar helfen wollen, Zugang zum Selbst zu finden. Geschieht dies, so heilt die Beziehung von allein.

Dieses Buch hat große Stärken. Zum einen erklärt es nicht nur die Konzepte von IFS und IFIO im Hinblick auf Paare, es bietet auch anschauliche Beispiele mit langen, spannenden Dialogen. Indem man die Perspektive von Toni Herbine-Blank einnimmt, werden ihre Prinzipien und Techniken lebendig.

Zum anderen wird gut dargestellt, welche Rolle die Teile von Therapeutin oder Therapeut spielen. Bei der Arbeit mit Paaren werden zwangsläufig verschiedene solche Teile getriggert, und sobald das geschieht, ist die Therapie zum Scheitern verurteilt, falls wir die Situation nicht erkennen und zur Führung durch unser Selbst zurückfinden können. Indem die Autorin ihre eigenen Erfahrungen bei Sitzungen und häufige bei unserer Arbeit auftretende Trigger darstellt, wird dieses Thema im ganzen Buch gründlich behandelt. Die Kommentare vermitteln durchgängig, wie man das Paar dabei unterstützen kann, eine Kehrtwende zu vollziehen und die Teile zu entdecken und zu heilen, die in aus der Kindheit stammenden Szenen erstarrt sind und den Konflikt dadurch schüren.

Grundsätzlich baut dieses Buch auf dem Gerüst auf, das ich für die Arbeit mit Paaren entwickelt habe. Es macht dieses Material aber nicht nur für Therapeutinnen und Therapeuten verfügbar, sondern fügt auch die wichtigen Konzepte und Methoden von IFIO hinzu, die nicht in meinen Schriften enthalten sind. Die therapeutischen Dialoge sind so gut dargestellt, dass es mich beim Lesen immer wieder tief berührt hat, welche Muster beschrieben werden und welchen Mut die beiden Beteiligten aufbringen mussten, um endlich ihre Verletzlichkeit auszudrücken.

Zu guter Letzt demonstriert dieses Buch auch, welche Entwicklung Toni Herbine-Blank als Therapeutin, Lehrerin und Theoretikerin durchlaufen hat. Als ich sie vor fünfzehn Jahren kennenlernte, habe ich dieses Potenzial bereits gesehen – Tonis Charisma, ihre besondere Präsenz, ihr Ausdrucksvermögen und ihre Sensibilität. Dieses Werk reflektiert ihr persönliches Wachstum, durch das ihr Selbst erstrahlen kann und ihr eine Führungsrolle in der IFS-Gemeinschaft verschafft hat. Wenn es Gerechtigkeit auf der Welt gibt, wird Toni eine bedeutende Rolle auf dem Gebiet der Paartherapie spielen. Ich freue mich, dass IFS dort unter dem Banner von IFIO seinen Platz gefunden hat.*

Richard C. Schwartz
Boston, 1. Dezember 2014

* Anmerkung des Verlags: Toni Herbine-Blank verwendet für die von ihr auf Grundlage des IFS-Modells entwickelte Form der Paartherapie den Namen *Intimacy from the Inside out*, abgekürzt IFIO©. Eine Übersetzung ins Deutsche erreicht nicht die kurze Prägnanz des Originals, daher haben wir entschieden, auch in der deutschen Ausgabe die Abkürzung IFIO zu verwenden.

EINLEITUNG

Meine Laufbahn als Paartherapeutin begann Anfang der 1990er-Jahre, gleich nach meinem Studium. Als ich einige Jahre später das Bedürfnis verspürte, die Menschen, die bei mir in Paartherapie waren, bei ihrer innerpsychischen Arbeit zu unterstützen, machte mich eine gute Freundin auf IFS, die Therapie mit dem System der Inneren Familie, aufmerksam. Diese Methode zur Arbeit mit Einzelpersonen und Familien hat Richard Schwartz in den 1980er-Jahren entwickelt (Schwartz 2018) und später für Paare erweitert, was er in seinem Buch *Mutige Liebe* (Schwartz 2019) darstellt. Obwohl mich sein Modell zuerst verwirrt hat, konnte ich die Kraft und Schönheit seiner Arbeit sehen. Sein Vertrauen in die Resilienz seiner Klientinnen und Klienten, sein fachliches Geschick, sein Respekt und seine Geduld waren so inspirierend, dass ich mehr darüber erfahren wollte. Ich hatte das Glück, mehrere Jahre von Richard Schwartz selbst betreut und ausgebildet zu werden, bevor ich 2006 selbst IFS-Ausbilderin wurde. In der Ausbildung habe ich zuerst die Grundlagen des IFS-Modells bei der Arbeit mit Einzelpersonen unterrichtet, mit der Zeit aber auch die Paartherapie eingeschlossen. Dabei stellte ich fest, dass ich mehr zu sagen hatte, als in die zur Verfügung stehenden Unterrichtsstunden passte. Da Beziehungsarbeit schon lange mein Interesse und meine Leidenschaft war, verbrachte ich die folgenden Jahre damit, eine Methodik der Paartherapie zu entwickeln, die hauptsächlich auf IFS basiert, sich aber auch auf das stützt, was ich in meiner früheren Ausbildung und zahllosen Therapiestunden mit Paaren erfahren habe. Erstmals habe ich *Intimacy from the*

Inside Out© (IFIO) 2009 in Boston unterrichtet, in einer Gruppe von erfahrenen IFS-Therapeutinnen und -Therapeuten. Seither befindet IFIO sich in ständiger Entwicklung, was ich ausgesprochen aufregend finde. Meine Ko-Autorinnen und ich haben dieses Buch als Leitfaden für alle geschrieben, die meine Vorgehensweise erlernen und anwenden wollen.

Die Grundstruktur von IFIO

Bei der Paartherapie im Kontext von IFIO geht es um die Dialektik zwischen der Planung der allgemeingültigen Aspekte, die wir vorhersehen können, und der geschickten Reaktion auf alles andere. Vorhersehen können wir zum Beispiel, dass unsere Klientinnen und Klienten sich sicher fühlen wollen, dass sie lieben und geliebt werden wollen. Ebenso vorhersehbar ist, dass sie verletzte Teile in sich tragen, die von beschützenden Teilen auf verschiedene Weise zu Verbannten gemacht wurden. Der *Schutz* durch diese Teile war zwar früher einmal nötig, ist inzwischen jedoch zu einem wesentlichen Aspekt des Problems geworden. Vorhersehbar ist weiter, dass wir bei der Therapie die Kooperation der Beschützerteile des Paares erlangen müssen, damit die Behandlung Erfolg hat. In den folgenden Kapiteln werden viele weitere vorhersehbare Aspekte von Denken und Verhalten zur Sprache kommen.

Im Gegensatz dazu gibt es ein breites Spektrum an inhaltlichen Problemen (wie etwa eine Affäre) und während einer Sitzung auftretenden Verhaltensinteraktionen (wie Ärger oder Wut), die bei jedem Paar vorkommen können, aber nicht vorhersehbar sind, weil sie nicht immer auftreten. Sie treffen uns als Behandelnde eher unvorbereitet. In IFIO ist es unser Ziel, uns von unseren eigenen beschützenden Teilen zu lösen. Egal, was geschieht, können wir dann spontan und vom Herzen her auf das Paar reagieren. Wir können unsere durch innere Weisheit, Lebenserfahrung und Ausbildung entstandene Kompetenz anwenden, ohne uns an Vorstellungen zu klammern, wie es in der Therapie laufen sollte.

Grundlegende Dialektik der therapeutischen Rolle: Vorbereitet sein und vom Selbst geführt werden

Auf der einen Seite dieser Grundstruktur steht die Fähigkeit, vorbereitet zu sein. Wie erwähnt, sollten wir wissen und verstehen, was universell und vorhersehbar ist, nämlich die komplexe Struktur des menschlichen Geistes und seine Funktion. Dazu gehören *Teile* (wie Schwartz diese Phänomene nannte) und der unbeschädigte Kern: das *Selbst* (Schwartz 2018). Dieses Selbst, das wir alle besitzen, kanalisiert die für unser psychisches Gleichgewicht nötigen Emotionen, darunter Interesse und Mitgefühl. Es stellt eine bemerkenswerte emotionale Stabilität und Weisheit zur Schau. Werden wir jedoch beschämt, treten beschützende Teile in Aktion. Kurzfristig können deren Strategien lebensrettend sein, aber langfristig bewirken sie eine innere wie äußere Wiederholung der ursprünglichen Verletzung. Über das alles wissen wir Bescheid.

Auf der anderen Seite unserer therapeutischen Grundstruktur steht die Fähigkeit zur *Selbstführung* (Schwartz 2018), durch die wir mit dem umgehen können, was nicht vorhersehbar ist. Vom Selbst geführt zu sein bedeutet, eine gute Beziehung zu unseren Teilen zu haben, damit wir uns von ihnen *lösen* können (Schwartz 2018), um bei allem, was geschieht, präsent zu sein. Wir wenden dann die Energie des Selbst und unser intuitives Wissen an, um zu entscheiden, welches Werkzeug im jeweiligen Augenblick geeignet ist. Auf der Basis dieser Dialektik zwischen dem Vorhersehbaren und dem Unvorhersehbaren führen wir durch die drei Behandlungsphasen, die in diesem Buch vorgestellt werden: Anfang, Mitte und Ende.

Die drei Phasen der Behandlung

Um die erste Phase, den Anfang, geht es im 2. Kapitel. Hier wird dargestellt, worauf man achten sollte, während man sich mit dem Paar vertraut macht, und wie das IFIO-Modell in der Therapie eingeführt wird.

Die mittlere zweite Phase umfasst den Großteil der Therapie. Wir haben ihr den Titel *Der Fluss der Mitte und seine Strudel* gegeben. Ausgedrückt werden soll damit einerseits die Vorwärtsbewegung, die durch den Wunsch des Paares entsteht, wieder eine Verbindung zueinander herzustellen, und andererseits das unvermeidliche Kreisen an steinigen Stellen, das die therapeutische Arbeit darstellt. Unser Prozess ist nicht linear. Wir wiederholen Neugelerntes, das einen Gegensatz zu den alten, lang gehegten Vorstellungen des Paares darüber darstellt, was Sicherheit und Geborgenheit bedeutet, wir stellen die fest verwurzelten beschützenden Teile behutsam auf den Prüfstand, und wir helfen den beiden, alte Wunden zu heilen. Notwendigerweise bewegen wir uns dabei hin und her zwischen dem, was wir wissen – dem Vorhersehbaren –, und dem, was in diesem Moment bei diesem speziellen Paar zum Vorschein kommt – dem Unvorhersehbaren. Um mit Letzterem umzugehen, verknüpfen wir unseren Schatz an Wissen mit der Bereitschaft, uns anregen zu lassen und zu improvisieren.

Diese mittlere Phase wird in neun Kapiteln beschrieben. Den Anfang bildet das 3. Kapitel, das darstellt, wie wir die negativen Interaktionszyklen des Paares identifizieren und aufdecken. Diese Methode setzen wir während der gesamten Behandlung ein, um dem Paar zu helfen, sich von beschützenden Teilen zu lösen und Abstand vom Inhalt zu gewinnen. Dadurch kann es erkennen, wie unbefriedigte Bedürfnisse, vor allem solche nach Sicherheit, Verbundenheit und Liebe, den Streit anfachen. Sobald diese Bedürfnisse identifiziert sind, können die Partner sich vertikal in ihre persönliche Last aus Verletzungen, Übergriffen und durch Trauma verursachten Überzeugungen versenken und an der inneren Heilung arbeiten. Die Gelegenheit zu individueller Arbeit kann sich zwar in jeder Phase der Behandlung ergeben, behandelt wird dieses Thema jedoch im 5. Kapitel. Zuerst geht es jedoch im 4. Kapitel darum, dem Paar neue Kommunikationsfertigkeiten zu vermitteln. Sie ermöglichen es, sich von den eigenen Teilen zu lösen, um *für* diese Teile sprechen und ihnen vom Selbst aus zuhören zu können. Beim Einüben dieser Fertigkeiten interessiert uns besonders, dass das Paar ein Gefühl für die Regulierung des vegetativen Nervensystems bekommt und dass es genügend Vertrauen zu uns entwickelt, damit wir als *Teile-Detektor* (Schwartz 2018) dienen können. Das heißt, wir erhalten die Erlaubnis, zu erkennen, wenn eine Verschmelzung mit einem Teil vorhanden ist. Dann unterbrechen wir das Geschehen, damit eine Lösung von dem beschützenden (oder verbannten) Teil stattfinden kann. In der Rolle als Teile-Detektor geben wir auch ein Beispiel dafür, dass man sich nicht schämen muss, indem wir Interesse für verabscheute oder blamierte Teile zeigen. Um zu vermeiden, Klienten zu beschämen, und um ihre Kooperation zu erlangen, machen wir sie ferner auf unsere Ziele aufmerksam und erhalten von ihnen die Erlaubnis für die Rolle, die wir spielen, und für die Strategien, die wir anwenden wollen. Weil das bedeutet, dass beide Beteiligten dieses Angebot ablehnen können, ist es wichtig, weitere Optionen zur Hand zu haben und bereit zu sein, sich entsprechend anzupassen.

Im 5. Kapitel behandeln wir die innere Arbeit, mit der Wunden geheilt werden. Sie ist zwar von IFS abgeleitet, aber bei der Arbeit mit einem Paar kommt das Element der Beziehungsentlastung hinzu. Bei der Einzelarbeit fangen wir mit der Lösung von beschützenden Teilen an, bei einem Paar müssen beide sich so von ihren Teilen lösen, dass sie die verletzten, belasteten Teile der anderen Person mit Mitgefühl erleben können. Wenn man sich eng mit einem jungen, verletzlichen Teil verbunden fühlt, und die andere Person darauf reagiert, indem sie diesem inneren Kind Liebe und Fürsorge zukommen lässt, entstehen heilsame Momente der Verbundenheit. Und wenn Partnerin oder Partner fähig sind, diesem Teil gegenüber mitfühlender Zeuge oder Zeugin zu sein (und manchmal auch behutsam Unterstützung zu bieten), ergibt sich durch den Einklang einer Verbindung von Selbst zu Selbst (Schwartz 2018) eine wunderbare Gelegenheit für das Paar, neue Kommunikationsfertigkeiten einzuüben.

Im 6. Kapitel geht es um den Erwerb der wichtigsten Fähigkeiten unseres Therapieansatzes. Er basiert auf unserer eigenen Praxis als Therapeutin oder Therapeut, uns von unseren Teilen zu lösen, unsere Beschämung aufzugeben und uns zu entlasten. Diese Methoden aus der IFS-Therapie vermitteln wir an das Paar.

Nachdem das Paar im 2. bis 6. Kapitel gelernt hat, sich von seinen Teilen zu lösen, sich selbst zu regulieren, auf neue Weise miteinander zu kommunizieren und aus der Vergangenheit stammendes Trauma zu entlasten, ist eine gute Grundlage entstanden, um uns im 7. Kapitel dem schwierigen Austausch über die Unterschiede und Bedürfnisse zuzuwenden, mit denen die beiden zur Therapie gekommen sind, weil ihnen die entsprechende Fähigkeit zur Toleranz fehlte. Da sie nun das Kindheitsdilemma der anderen Person verstehen und fähig sind, ihre Bedürfnisse einladend statt bedrohlich vorzubringen, sind sie bereit, mit offenem Herzen zu kommunizieren. Wir vermitteln ihnen nun, wie man Bedürfnisse verhandelt, Enttäuschungen aushält und eine neue Art, zu sprechen und sich zu verhalten praktiziert, um Bedürfnisse zu erfüllen. Außerdem lernen sie, jene Momente der Verbundenheit zu nutzen, die eine Beziehungsentlastung ermöglichen.

Im 8. Kapitel vertiefen wir das Thema Bedürfnisse, wobei wir uns darauf konzentrieren, was geschieht, wenn Bedürfnisse sich treffen und wenn sie sich im Konflikt befinden. Alle Menschen brauchen Liebe und Verbundenheit, aber ihre hart arbeitenden beschützenden Teile sind oft polarisiert, sowohl innerlich (mit anderen Teilen) als auch äußerlich (mit den beschützenden Teilen der anderen Person). Unser Ziel ist es, beiden zu helfen, sich von ihren Beschützern zu lösen und deren Polarisierung zu beenden, damit sie bei der unvermeidlichen Verhandlung über Bedürfnisse geschickter vorgehen können.

Im 9. Kapitel betrachten wir das Gefühl der Beschämung aus der Beziehungsperspektive und beschäftigen uns mit der Schlüsselrolle, die der Akt des Beschämens und das Gefühl der Beschämung bei allen psychischen Lasten spielen. Wir unterstützen das Paar dabei, das Wesen von Beschämung zu verstehen, den Teufelskreis von Beschämung und Schuldzuweisung zu durchbrechen und die beschämten Teile zu heilen.

Im 10. Kapitel kommt die Kreativität zum Zug, die wir im gesamten Buch propagieren. Die Erfahrung des Paares wird vertieft, indem wir es während der Therapiesitzung dazu auffordern, mit neuen Verhaltensweisen zu experimentieren.

Im 11. Kapitel geht es um die Frage, weshalb schwierige Fälle aus unserer Perspektive schwierig sind. Um mit IFIO Erfolg zu haben, müssen wir aufmerksam auf unser eigenes inneres System lauschen und in der

Lage sein, uns schnell und häufig von unseren Teilen zu lösen. Wir greifen daher auf das 6. Kapitel zurück und stellen ausführlicher dar, inwiefern unsere persönliche Arbeit als Therapeutin oder Therapeut, uns von Teilen zu lösen und die Beziehung zwischen unseren Teilen und dem Selbst zu entwickeln, entscheidend für eine geschickte Reaktion auf das Geschehen in der Sitzung ist, egal, wie das Paar sich verhält. Damit endet die zweite Phase.

In der dritten Phase, die im 12. Kapitel behandelt wird, stehen Versöhnung und der Schritt in die Zukunft im Vordergrund. Dieser Abschluss der Behandlung, der wie der Anfang die breite und vielfältige mittlere Phase einrahmt, hat wieder einen engeren Fokus. Hier geht es um Wiedergutmachung, Auflösung, Vergebung und den Beginn einer Beziehung, in der Toleranz für die vorhandenen Unterschiede (wenn nicht sogar die Freude daran) im selben Maße vorhanden ist wie Liebe und Gegenseitigkeit.

Die drei Phasen der Paartherapie in IFIO

PHASE 1: ANFANG

- Erstes Gespräch mit dem Paar, um den Grad an Differenzierung zu beurteilen.
- Erfahren, was die beiden fühlen.
- Erfahren, was sie wollen, welche Hoffnungen, Wünsche und Ziele sie haben.
- Möglichkeiten anbieten.

PHASE 2: DER FLUSS DER MITTE UND SEINE STRUDEL

Was wir tun:

- Dem Paar neue Kommunikationsfähigkeiten vermitteln, die beiden helfen, sich von ihren Teilen zu lösen und ihr vegetatives Nervensystem zu regulieren.
- Die Erlaubnis erhalten, die Rolle eines *Teile-Detektors* einzunehmen.
- Aufdecken, wie die beiden streiten und auf welche Weise sie verletzlich sind, darunter:
  - wie sie Bedürfnisse verhandeln;
  - wie sie sich gegenseitig beschämen;
  - wie sie auf die Beschämung reagieren (das heißt, wie ihre beschützenden Teile sie beschämen).

- Den beiden die neuen Kommunikationsfertigkeiten aufzeigen, die wir ihnen vermitteln wollen.
- Ihnen Körperbewusstsein vermitteln und ihre Arbeit mit Erfahrungsübungen vertiefen.
- Die Beziehungsentlastung fördern und verstärken.
- Einzelarbeit, darunter:
  - Lösen von Teilen;
  - Entlastung von Beschämung;
  - Partnerin oder Partner als Zeugen haben;
  - neue Kommunikationsfertigkeiten üben;
  - Rückkehr zu den Beziehungsbedürfnissen;
  - Einüben von Fertigkeiten, die eher zur Befriedigung von Bedürfnissen führen.

PHASE 3: ABSCHLUSS

Hier wirken wir unterstützend und lenkend, während das Paar, das jetzt fähig ist, sich von seinen Teilen zu lösen, allmählich das Geschehen übernimmt:

- Die andere Person als Ressource sehen statt als *die Person, die verletzt oder als Retter(in):*
  - den Reparaturprozess anleiten;
  - Vergebung zustande bringen.

- Wenn die beiden vorwärtsschreiten, eine Beziehung erschaffen, in der zugleich Unterschiede anerkannt werden und eine gemeinsame Vision vorhanden ist.

Phase 1

ANFANG

– I –

GRUNDLAGEN DER IFIO-THERAPIE

Paarbeziehungen bilden den Kern unserer sozialen Verbindungen, indem sie uns helfen, uns zu entwickeln, tiefe Liebe zu empfinden und Verluste zu ertragen (Bowlby 2006; Coan 2006; Johnson 2009, 2014). Wenn ein Paar in einem Zustand von Entfremdung, Wut und Trauer über den Verlust der Vertrautheit mit einer Therapie beginnt, hat es oft zwei Ziele, die ihm wie Gegensätze vorkommen: sich sicher zu fühlen und die Vertrautheit wiederherzustellen. Der IFIO-Ansatz bietet eine Methode, diese Ziele zu erreichen. In den folgenden Kapiteln beschäftigen wir uns damit, wie Vertrautheit hergestellt wird, und erforschen, was dem in die Quere kommt, vor allem, wenn man einander beschämt und sich beschämt fühlt. Wir vermitteln dabei, wie man als Paar mit den natürlich in unserer Psyche vorhandenen Unterpersönlichkeiten, unseren *Teilen*, arbeitet. Da IFIO von den Konzepten und dem Modell der Psyche ausgeht, die von Richard C. Schwartz im Rahmen von IFS entwickelt wurden, soll zuerst darauf eingegangen werden. Fangen wir mit den *Teilen* an. Alle Modelle der Psyche, die sich mit innerpsychischen Konflikten beschäftigen, gehen von mehreren psychischen Anteilen aus. Freud (2000) spricht von Es, Ich und Über-Ich, Jung (1991) von Archetypen und Komplexen, Assagioli (2004) von Unterpersönlichkeiten; von Watkins und Watkins (2019) stammt die Ego-State-Therapie. Dazu kommen verschiedene

Ansätze, die mit dem *inneren Kind* arbeiten. Laut Schwartz (2018) denken und fühlen unsere Teile, sie haben Überzeugungen, führen alltägliche Handlungen aus und wirken in komplexer Weise auf unsere Beziehungen ein. Jeder Teil besitzt seinen eigenen Erfahrungsschatz. Wenn es den Teilen überlassen bleibt, ihre Erfahrungen ohne Führung einer zuverlässigen Elternfigur zu bewältigen, können sie von Emotionen überflutet, kognitiv verwirrt und mit untragbaren Überzeugungen belastet werden. Ist das der Fall, übernehmen manche Teile eine beschützende Rolle und entwickeln Überlebensstrategien, die dem Augenblick und der Entwicklungsstufe der Person angepasst sind. In dem Moment sind diese Strategien zwar nützlich, aber sie sind oft alles andere als optimal, was die spätere Lebensqualität und ein langfristiges inneres Wachstum angeht. Egal, wie dysfunktional das Verhalten solcher beschützender Teile wirkt, sobald die Krise vorüber ist, vertreten sie eine altruistische Motivation, wenn wir mit ihnen sprechen (was wir tun können). Sie handeln im Dienste des Überlebens und nach besten Kräften. Daher besteht das Ziel der Behandlung nicht darin, sie zu kontrollieren oder loszuwerden, sondern sie zu befreien. Glücklicherweise können wir unseren verletzlichen, konfliktträchtigen Teilen helfen, weil wir ein *Selbst* besitzen. Das Selbst in jedem von uns ist fähig, verwundete Teile zu heilen und unser inneres System mit Mut, Weisheit und Mitgefühl zu führen (Schwartz 2018). Die Vorstellung eines Selbst ähnelt dem, was in verschiedenen spirituellen und philosophischen Traditionen als *Buddha-Natur, Seele, inneres Licht, Tao* oder *Flowzustand* bezeichnet wird. Es handelt sich um einen energetischen Zustand, der uns allen verfügbar ist und der weder verwundet noch beschädigt werden kann. Dennoch kann es schwierig sein, Zugang dazu zu finden, vor allem, wenn in der Kindheit problematische Umstände geherrscht haben. Der IFIO-Ansatz hilft einem Paar, Zugang zum Selbst beider Personen zu erhalten. Dadurch wird diese wirksame Ressource – zusammen mit dem Konzept der Teile – im Rahmen der Beziehung zu einem Instrument, das zu Wachstum und Heilung der beiden Individuen und des Paares beiträgt.

Die Teile

Was sind unsere Teile überhaupt? Jenseits der subjektiven Erfahrung wissen wir das nicht. Aber wenn bestimmte Glaubenssysteme (darunter verschiedene Religionen, Psychotherapiemodelle und Selbsthilfemethoden) unsere Teile als unerwünschte negative Impulse betrachten, animieren sie uns dazu, diese Teile zu ignorieren, zu beschämen oder aus dem Bewusstsein zu verbannen. Richard Schwartz berichtet, dass die Arbeit mit seinen Klientinnen und Klienten ihn gelehrt hat, das Gegenteil zu tun, nämlich alle Teile willkommen zu heißen und ihnen zuzuhören. Unsere Teile helfen uns zu überleben; sie bereichern unser Leben mit ihrem Verstand, ihren Gaben und Talenten, und sie reagieren entsprechend, wenn sie gehört werden und Wertschätzung erfahren.

Obwohl wir nicht wissen, was Teile sind, können wir sie entdecken, wenn wir in unserem Innern auf unsere Gedanken, Gefühle, Körperempfindungen und Handlungsimpulse achten. Tun wir das, so merken wir, dass sie unsere Selbstidentität formen und unser Verhalten beeinflussen. Und wenn wir mit ihnen sprechen, antworten sie (oder kommunizieren in irgendeiner Weise mit uns). Teile können beschreiben, was sie durch zwischenmenschliche Beziehungen gelernt haben und wie sie in Beziehung zueinander existieren. Zum Beispiel hören wir, dass ein Teil eine aus einer Beziehung stammende Verletzung als Identität angenommen hat *(Ich bin unsympathisch, ich bin ein schlechter Mensch)*, was andere Teile dazu gebracht hat, eine beschützende Rolle zu übernehmen. Die erste Kategorie von Teilen bezeichnet Schwartz als *verbannte*, die zweite als *beschützende Teile*. Außerdem unterscheidet er die Taktik beschützender Teile in das aktive Verhalten von *Managern* und das reagierende Verhalten von *Feuerbekämpfern* (mehr über die IFS-Begrifflichkeit im Glossar). IFS stellt uns ein Gerüst und eine Sprache zu Verfügung, um jeden Teil kennenzulernen, egal welche Rolle er in der inneren Familie spielt, und um die Beziehung zwischen den Teilen zu verstehen. Bei der Arbeit mit Paaren gehen wir ebenso vor wie bei der Einzelarbeit – wir würdigen die Entscheidungen, die alle Teile angesichts der Umstände getroffen haben, wir nehmen die guten Absichten ihrer Bemühungen wahr, und wir versichern ihnen, dass wir sie im Verlauf des Therapieprozesses nicht beseitigen werden. Laut den Grundsätzen des IFS-Modells, die sich nach unserer Erfahrung als valide erwiesen haben, verfügen alle Teile über eine ihnen eigene Gabe, die sie dem System zu bieten haben, sobald sie entlastet wurden. Diese Therapieform heißt alle Aspekte von uns willkommen, vor allem jene Teile, die verbannt wurden, und fügt sie wieder zu einem Ganzen zusammen.

Die Optionen der Teile: Verschmelzen und Lösen

Weil die Beziehung zwischen den Teilen und dem Selbst Klarheit fördert und sowohl schwierige wie traumatische Erfahrungen heilt, besteht das wichtigste Ziel der IFS-Therapie darin, diese Beziehung zu entwickeln. Alles, was sie beeinträchtigt, kann für die Behandlung fruchtbar sein, und das ist für Paare wie für das Individuum in erster Linie das *Verschmelzen.* Vom Verschmelzen spricht man, wenn ein Teil die Führung über das Bewusstsein übernimmt. Nehmen wir an, wir fahren an einem wunderschönen Frühlingstag mit dem Auto nach Hause. Das Fenster ist offen, im Radio läuft Musik; wir singen mit und freuen uns darauf, den Abend zu Hause zu verbringen. Plötzlich überholt uns ein anderer Wagen und schneidet uns. Wir treten fluchend auf die Bremse, wir sind wütend und verspüren den Impuls, diesen Trottel, der da davonrast, zu verfolgen, um ihm ordentlich die Meinung zu sagen. Aus der Perspektive von IFS hat dabei gerade ein wütender Teil die Führung übernommen; er ist mit uns *verschmolzen.* Wo ist nur das unbeschwerte Gefühl von vorher geblieben? Ist es für immer verschwunden? Richard Schwartz würde sagen, dass dieses Gefühl von einem Teil stammte, der momentan in unserem Bewusstsein durch etwas anderes ersetzt worden ist. Sobald sich der wütende Teil beruhigt hat, kann der unbeschwerte Teil allmählich zurückkehren und wieder Freude verbreiten.

Ein solcher Vorgang stellt die natürliche Aktivität unserer Teile dar. Sie verschmelzen mit uns und lösen sich von uns. Sie üben Einfluss auf unser

Bewusstsein aus und ziehen sich dann wieder zurück, was der in der Achtsamkeitsliteratur beschriebenen Dezentrierung entspricht (Kabat-Zinn 2019). Wenn alles gut läuft, ist ihre Rolle zeitlich und räumlich ausgewogen; sie erhalten Unterstützung durch die Führung des Selbst und tragen dazu bei, dass das gesamte System optimal funktioniert. Steht die Sorge um die eigene Sicherheit jedoch an erster Stelle und hat man wenig eigene Erfahrung mit Selbstführung (und auch kein Vorbild in dieser Hinsicht), so verwenden die beschützenden Teile das, was sie gelernt haben, um zurechtzukommen und Sicherheit herzustellen. Oft ist das jedoch genau die Taktik, der sie selbst auf schädliche Weise ausgesetzt waren. Die erste Phase der IFS-Therapie widmet sich daher der Aufgabe, Freundschaft mit unseren beschützenden Teilen zu schließen und ihnen zu vermitteln, dass sie sich gefahrlos von uns lösen können. Wenn ein Teil sich weigert, sich zu lösen und dem Selbst von Klientin oder Klient die Führung zu überlassen, kann unser eigenes Selbst in der therapeutischen Rolle, in der wir immer ein Beispiel an Selbst-Führung sein sollten, vorläufig als Vertretung dienen.

Das IFS-Verfahren mit den zusätzlichen Dimensionen von IFIO

IFIO ist eine erfahrungsorientierte Methode der Paartherapie, die im Lauf der vergangenen zehn Jahre entstanden ist, während ich die Konzepte von IFS verwendet habe, um sowohl dem Paar als auch den beiden Individuen zu Wachstum und Heilung zu verhelfen. Meine Verfahrensweise in der Paartherapie ist dazu gedacht, die Stärken und Ressourcen beider Personen und des Paares zu entdecken, um Wunden zu heilen, die frisch entstanden sind, aus früheren Beziehungen herrühren oder aus der Kindheit stammen. Das Ziel ist es, eine gesunde, vertrauensvolle Verbindung zwischen den beiden Personen so zu fördern, wie es ihrer Vorstellung entspricht. Es ist keine leichte Aufgabe, zwei Menschen und ihre Teile dazu zu bringen, auf aufgeschlossene und befriedigende Weise zu interagieren, wenn ständig Verbannte getriggert werden und wenn die beschützenden Teile extrem wachsam und reaktionsfreudig sind. Wie im ganzen Buch deutlich werden wird, umfasst eine Paartherapiesitzung offenkundig mehr Teile und mehr Personen als eine Sitzung für Einzelpersonen. Es gibt natürlich Unterschiede zwischen den jeweiligen Sitzungen, aber im Allgemeinen geht es unter anderem darum, *nach innen zu gehen.* Das heißt, man richtet die Aufmerksamkeit auf Körperempfindungen, lauscht darauf, ob eine Stimme sich meldet und/oder ob bildliche Vorstellungen auftauchen. Dieser Fokus nach innen kann uns in einen fast schon meditativen Zustand bringen, in dem Empfindungen, Gefühle oder Gedanken einen Teil oder mehrere Teile offenbaren, die Aufmerksamkeit brauchen. Da es unsere Aufgabe ist, die Kooperation von Teilen zu fördern und ihnen dabei zu helfen, ihre Vorgehensweise grundlegend zu ändern, suchen wir nach verschiedenen Möglichkeiten, sie zu bitten, sich zu lösen und während des Prozesses in einer Beziehung zum Selbst zu sein. Kurz gesagt, nutzt die IFIO-Paartherapie die Techniken von IFS und fügt weitere hinzu, um den Bedürfnissen des größeren Beziehungssystems gerecht zu werden.

Das Intrapersonelle und das Interpersonelle heilen

Weil äußere Beziehungen ein Spiegel der inneren Beziehungen zwischen unseren Teilen und dem Selbst sind, integrieren wir das Interpersonelle und das Intrapersonelle. Während die beiden Personen sich mit der interpersonellen Aufgabe beschäftigen, die Beziehung zu erforschen, zu heilen und wieder eine Verbundenheit zueinander herzustellen, leisten sie zugleich die innere Arbeit, Verletzungen zu heilen und schädliche innere Beziehungen umzuwandeln. Diese beiden Ebenen des Prozesses verstärken und unterstützen sich gegenseitig. Verbundenheit wird von innen nach außen und umgekehrt geschaffen, wobei das Ziel darin besteht, liebevolle und authentische, aber auch anpassungs- und entwicklungsfähige Beziehungen herzustellen, sowohl in inter- wie in intrapersoneller Hinsicht. Wie in der Einleitung erläutert, besteht IFIO aus drei Behandlungsphasen.

In der ersten Phase setze ich mich mit dem Paar zusammen, um den Grad seiner Differenzierung einzuschätzen (die Fähigkeit der beiden Personen, zu akzeptieren, dass sie verschieden voneinander sind). Ich erkundige mich nach ihren Hoffnungen und Zielen und erkläre ihnen, welche Möglichkeiten es aus meiner Sicht gibt. In der längeren mittleren Phase helfe ich den beiden, sich zu differenzieren, sowohl innerlich (von ihren Teilen) wie äußerlich (voneinander). Das ist meiner Ansicht nach entscheidend dafür, dass sie lieben und geliebt werden können, aber auch dafür, dass ich ihnen helfen kann, die Beziehung zu erschaffen, nach der sie sich sehnen. Dieser Prozess besteht aus mehreren Aspekten, die zu einer der folgenden Kategorien gehören: Verhaltensmuster beurteilen, neue Fähigkeiten vermitteln (darunter neue Möglichkeiten, miteinander zu kommunizieren und um etwas zu bitten) und die individuelle Arbeit des Entlastens leisten.

Um Verhaltensmuster zu beurteilen und die Differenzierung zu unterstützen, fange ich damit an, die Verletzlichkeit zu erforschen, die dem Streit des Paares zugrunde liegt. Innerlich bedeutet dies jeweils, das Selbst von den Teilen zu unterscheiden, also sich von den Teilen zu lösen. Das hilft den beiden dabei, ihr vegetatives Nervensystem zu regulieren. Zu diesem Zweck bitte ich beide, *für* ihre Teile statt *als* oder *aus ihnen heraus* zu sprechen, was einen erheblichen Grad an Losgelöstheit von den Teilen erfordert. Außerdem unterstütze ich beide darin, ihre emotionalen Bedürfnisse zu erkennen und geschickter dafür zu sorgen, dass diese erfüllt werden. Wenn wir zur individuellen Arbeit kommen, helfe ich ihnen, ihre Kindheitswunden zu heilen, indem die Beschämung entlastet wird. Unabhängig davon, was gerade geschieht, gehe ich erfahrungsbezogen vor, um die beiden in ihren Körper zu holen, und ich fördere die *Beziehungsentlastung*, eine zwischen den Partner stattfindende Heilung, durch die sowohl innere wie äußere Beziehungen wiederhergestellt werden.

Die dritte Phase der Behandlung ist erreicht, wenn die beiden fähig sind, sich gegenseitig als Ressource zu sehen statt als *die Person, die verletzt*, oder als *Retter(in)*. Außerdem arbeiten wir daran, die Beziehung wiederherzustellen. Das erneuerte Gefühl der Verbundenheit, das dadurch entsteht, gibt dem Paar die Freiheit, das nächste Kapitel der Beziehung aufzuschlagen, in dem beide ihre Unterschiede akzeptieren (oder sogar begrüßen) und sich in Liebe verbinden.

Negative Kreisläufe identifizieren, um den Streit zu begreifen

Mit IFIO erforschen wir, auf welche Weise die emotionalen Reaktionen von jungen, verängstigten Teilen (in IFS als *Verbannte* bezeichnet) das Verhalten der beschützenden Teile im System beeinflussen. Anders ausgedrückt, regen wir in der therapeutischen Rolle die beiden Personen dazu an, zu begreifen, inwieweit das, was sie bei einem Streit tun oder sagen, durch Verletzlichkeit und Bedürftigkeit motiviert ist.

Xander und Naomi

Bei Naomi ist es in der Arbeit heute schlecht gelaufen, und als sie nach Hause kam, forderten die Kinder ihre Aufmerksamkeit. Obwohl Naomi erschöpft und überfordert war, hat sie getan, was getan werden musste. Sie hat überlegt, was sie zum Abendessen kochen soll, sie hat den Hund gefüttert und Karotten für die Kinder geschält, damit sie aufhören, Käse und Cracker zu futtern. Dennoch haben scheinbar weder ihr Mann Xander noch die Kinder wahrgenommen oder anerkannt, was sie alles getan hat. Ein Teil in ihrem Innern fühlt sich allein, nicht wertgeschätzt und wird immer ärgerlicher. Eigentlich will dieser Teil von Xander getröstet werden, aber Naomi ist mit einem Teil verschmolzen, den man als »Manager-Mama« bezeichnen könnte. Dann fällt ihr auch noch auf, dass Xander vergessen hat, den Abfall runterzubringen. Wieder einmal! Für den sich nicht wertgeschätzt fühlenden Teil, der Trost und Zuneigung bräuchte, ist das ein weiterer Beweis, dass niemand sich um ihn kümmert. Deshalb tritt ein wütender beschützender Teil auf den Plan. Und weil Naomis System mit Wut überschwemmt wird, nimmt sie die Bedürfnisse des Teils, der sich nicht wertgeschätzt fühlt, überhaupt nicht wahr. Stattdessen denkt sie, Xander müsste doch wissen, wie sehr sie es verabscheut, in der Küche mehrere stinkende Müllsäcke vorzufinden, wenn sie nach Hause kommt.

Eigentlich will Naomi sich wertgeschätzt und geliebt fühlen, und ihr System war verständlicherweise der Ansicht, dass Xander das leisten könnte. Aber statt Xander mitzuteilen, dass sie seine Aufmerksamkeit und Unterstützung braucht, geht sie in die Luft. Ihr wütender Teil hofft dabei, dass Xander ihr Bedürfnis erkennt und sie rettet, aber das ist ihr nicht bewusst. Verständlicherweise ist Xander von Naomis Wut überrascht und verletzt. Auch er hatte einen langen Arbeitstag; er war gerade damit fertig, die Einkäufe einzuräumen, die er auf der Fahrt nach Hause besorgt hat. Ein Teil von Xander fühlt sich daher – wer hätte das gedacht? – ebenfalls überfordert und nicht wertgeschätzt. Jetzt leiden beide. Xander blafft zurück und beschuldigt Naomi, zu meckern und ihn anzugreifen. Der Streit untergräbt das Vergnügen daran, am Tagesende zu Hause zu sein, gemeinsam zu kochen, sich auf eine gute Mahlzeit mit den Kindern zu freuen und so weiter. Beide haben von der anderen Person nicht das bekommen, was sie wollten und brauchten.

Weshalb ist es dazu gekommen? Weshalb ernten wir das Gegenteil dessen, was wir uns erhofft haben? Weil wir zu der Illusion neigen, unsere Entscheidungen wären bewusst, erwachsen und auf die aktuelle Situation angepasst, während wir in Wirklichkeit so reagieren, wie frühere Erfahrungen es uns gelehrt haben. Gegenwart und Vergangenheit sind im Gehirn eng miteinander verknüpft. Wenn wir uns bedroht fühlen, wird in der Amygdala, dem primitiven Teil des Gehirns, das sich um unser Überleben und unsere Sicherheit kümmert, eine Reaktion ausgelöst. In der Amygdala ist unser *implizites Gedächtnis* gespeichert, das existiert, ohne bewusst wahrgenommen zu werden. Zum Beispiel wissen wir ohne Beteiligung des Bewusstseins, wie man Rad oder Auto fährt. Implizite Gedächtnisinhalte, die unter anderem zum Selbstschutz verwendet werden, bilden sich hauptsächlich in der Kindheit, in Zeiten von starkem Stress und dann, wenn unser Überleben gefährdet ist. Wenn in der Gegenwart implizite Erinnerungen wachgerufen werden, reagiert das Gehirn so, als befände es sich in der Vergangenheit (Cozolino 2002).

Wenn unser Gegenüber also etwas sagt oder tut, was uns an eine schmerzhafte frühere Erfahrung erinnert, kommt die Schutzreaktion oft ausgesprochen stark und blitzschnell. Als Naomi die vollen Müllsäcke sah, hat sich ein Teil von ihr, der sich früher ungeliebt (und nicht liebenswert) gefühlt hat, wieder so gefühlt. Als Reaktion darauf ist ihr beschützender Teil zum Angriff übergegangen. Passiert ist das, bevor sie auch nur einen Moment Zeit hatte, sich daran zu erinnern, dass Xander sie liebt, egal, ob er den Müll runtergebracht hat oder nicht. Die Geschwindigkeit, mit der wir emotionale Gefahren verarbeiten, verhindert Beurteilung, Reife und Weisheit (Cozolino 2002 und 2008; Siegel 2009). Die entscheidende Perspektive, die wir von unserem Zeitgefühl ableiten, wird durch die aktuelle Bedrohung außer Kraft gesetzt. In der Sprache unserer Therapiemethode versucht ein beschützender Teil ein stark aktiviertes inneres System abzuschirmen. Neurowissenschaftlich ausgedrückt, manifestiert die Aktivierung der Amygdala sich als Über- oder Untererregung. Das Paar trifft keine bewussten Entscheidungen, was nicht seine Schuld ist. Es verhält sich schlicht und einfach menschlich.

Der Ausgangspunkt einer Paartherapie zeichnet sich daher typischerweise durch negative Argumentationsmuster aus. Unabhängig vom Inhalt und davon, wer angefangen hat, sind solche Interaktionen vorhersehbar. In IFIO suchen wir wie in der systemischen Familientherapie nach zyklischem Verhalten (Minuchin und Fishman 1992). Zwischen dem klassischen familientherapeutischen Ansatz und IFIO gibt es jedoch einen Unterschied. Statt uns nur auf die interpersonellen Interaktionen zu konzentrieren, beschäftigen wir uns auch mit den inneren Interaktionen, speziell damit, wie das Verhalten von beschützenden Teilen durch die emotionale Reaktivität von verängstigten jungen Teilen (den Verbannten) hervorgerufen wird. Anders ausgedrückt, vermitteln wir den beiden Personen ein Verständnis dafür, inwiefern das, was sie in einer Streitsituation tun oder sagen, durch Verletzlichkeit und Bedürftigkeit motiviert ist. Wie auf diesen Seiten immer wieder deutlich werden wird, ist es von entscheidender Bedeutung, die Gefühle und Reaktionen im Innern wie im Äußeren zu verfolgen.

Unsere beschützenden Teile in einer Beziehung

Nehmen Sie sich jetzt bitte einen Moment Zeit, darüber nachzudenken, was mit Ihnen passiert, wenn Sie sich in einer Paarbeziehung verletzt oder verängstigt fühlen. Wozu neigen Ihre beschützenden Teile? Wollen sie davonlaufen? Sich wehren? Nicht mehr zuhören? Intellektualisieren? Sich unterwerfen? Egal, welche Taktik Ihre beschützenden Teile anwenden, sie haben das geradezu unheimliche Talent, genau das hervorzurufen, was Sie zu vermeiden hofften, so wie es Naomi in unserem Beispiel getan hat. Diese Teile haben sich während unserer Entwicklung herausgebildet, weil sie zum entsprechenden Zeitpunkt gebraucht wurden, aber anschließend sind sie bei uns geblieben und wiederholen nun dieselbe alte Taktik als Reaktion auf Stress oder Bedrohungen, obwohl unser Leben sich verändert hat. Wir wirken und reden zwar wie Erwachsene, aber wenn unsere kindlichen Teile aufgrund von impliziten Erinnerungen auf Bedrohungen reagieren, reißen sie uns mit.

In IFIO durchbrechen wir diesen Kreislauf, indem wir das tun, was Schwartz (2019) als *radikale Kehrtwende* (U-Turn) bezeichnet. Es ist eine Strategie, mit der die entscheidende Beziehung des Selbst zu den Teilen entwickelt wird. Durch diese Kehrtwende konzentrieren die beiden Personen sich in erster Linie auf ihr eigenes Verhalten statt auf das ihres Gegenübers. Schon im Voraus sei warnend darauf hingewiesen, dass mit heftigen Reaktionen zu rechnen ist, wenn die beschützenden Teile den Prozess als Forderung verstehen, starke Reaktionen zu unterdrücken und ein unannehmbares Verhalten der anderen Person zuzulassen. Deshalb zeigen wir verschiedene Möglichkeiten auf, die Kehrtwende so zu vollführen, dass die beschützenden Teile sie als das erkennen, was sie ist: eine Einladung, nach innen zu gehen, um mit Neugier und Mitgefühl zuzuhören.

Bei den folgenden Fallbeispielen geht es unter anderem darum, dass eine der beiden Personen sich von ihren Teilen löst und Zugang zum Selbst findet, was ihr dabei hilft, ihr vegetatives Nervensystem zu regulieren, effizienter zu kommunizieren und schließlich ihre Beschämung zu entlasten. Eine solche innere Heilung hat eine direkte Wirkung auf die Beziehung (Schwartz 2018).

Zum Gespräch zurückkehren

Nach der Kehrtwende kehren wir zum Gespräch zurück und richten den Fokus wieder auf das Paar. Wir helfen den beiden, von ihren Teilen gelöst zu bleiben, damit sie leichter miteinander über ihre Hoffnungen und Ängste sprechen können, über ihre früheren Verletzungen, darüber, wie ihre Bedürfnisse erfüllt werden können, und was sie von sich und voneinander erwarten. Zuerst lernt das Paar, die verletzlichen Teile zu erkennen, die seinem Konflikt zugrunde liegen, und dann lernt es, sich um diese Teile zu kümmern. Dadurch können die beiden miteinander auf ganz andere Weise präsent sein. Auch das wird in den folgenden Kapiteln ausgeführt.

Eine neue Beziehung

Ein liebevolles Verhältnis wiederherzustellen, kann die Wunden heilen, die in einer Beziehung entstanden sind. Dadurch verändert sich das Verhalten und dadurch auch das Gehirn. Daher kann eine Paartherapie eine Variante der Entlastung bieten, die ich als Beziehungsentlastung bezeichne. Während eine der beiden Personen innerlich zum Zeugen für ihre jungen Verbannten wird, wird die andere Person auch zum Zeugen. Diese Entlastung, die verschiedene zeitliche Schichten hat und verschiedene Aspekte der Verbundenheit anspricht, ermöglicht es den Verbannten, innerlich wie äußerlich eine korrigierende Erfahrung zu erleben (Ecker u.a. 2016). Es ist unser Ziel, das Paar zu einer beiderseitig zufriedenstellenden Situation zu führen, was immer das für die beiden bedeuten mag. Statt ihnen zu helfen, Probleme zu lösen oder Lösungen für unvermeidliche Kämpfe zu finden, wollen wir eine Beziehung mit einer sicheren Bindung entstehen lassen. Das fördert offene, fürsorgliche Interaktionen und die Wertschätzung für Unterschiede ebenso wie für Gemeinsamkeiten. Wenn die beiden sich sicher genug fühlen, ihre Teile und zugleich die ihres Gegenübers zu verstehen und für sie zu sorgen, verändert sich die

Interaktionsweise meist dramatisch. Dann können endlich jene schwierigen Gespräche geführt werden, in denen es um Sicherheit, Geborgenheit, Ärger, Wut und Sex geht, darum, wer den Abfall runterbringt und darum, wie man um Vergebung bittet und vergibt.

– 2 –

DAS PAAR KENNENLERNEN UND DIE METHODE VORSTELLEN

In diesem Kapitel stellen wir den Ablauf einer typischen ersten Sitzung (oder der ersten paar Sitzungen) vor. Ich bekomme ein Gefühl für das Paar, schätze seinen Grad an Differenzierung ein und spreche mit den beiden darüber, welche Bedenken sie hinsichtlich der Therapie haben, aber auch über ihre Hoffnungen und Ziele. Außerdem erkläre ich ihnen die Methode und biete ihnen einen Überblick über die vorhandenen Möglichkeiten. Und ich entlocke ihnen die Informationen, die ich von ihnen haben will. Unter anderem sind das Einzelheiten über die erste Zeit ihrer Beziehung, über die Ursprungsfamilien, darüber, wie sie streiten und wie sie um Vergebung bitten (falls sie das tun). Von Interesse sind auch die Bürden, die sie momentan mit sich herumschleppen, darunter die normalen Stressfaktoren des Lebens, besondere unglückliche Umstände und vorhandenes Fehlverhalten.

Die Rolle von IFIO-Therapeutin oder -Therapeut

In IFIO haben wir die maßgebliche Aufgabe, dem Paar zu helfen, ein optimales Erregungsniveau zu erreichen, was phasenweise bedeutet, alles uns Mögliche zu tun, um Schaden zu verhüten. Mit diesem Ziel im Blick achten wir darauf, welche Teile gerade auftauchen (unsere oder die des Paares), wir nehmen den Grand an Verschmelzung wahr und stimmen uns besonders auf die beschützenden Teile ein, die angreifen oder erstarren. Das heißt, wir fungieren als Teile-Detektor (Schwartz 2019) für das Mini-System, das aus dem Paar und uns selbst besteht. Um diese Rolle einnehmen zu können, bitten wir um die Erlaubnis, Angriffe zu verhindern, indem wir das Geschehen so oft und so schnell unterbrechen, wie wir es für nötig halten. Außerdem halten wir Ausschau nach Teilen, die nicht angreifen, sondern die betreffende Person erstarren lassen, durch Dissoziation, Betäubung oder geistige Abwesenheit. In den ersten Sitzungen kommt das zwar nur selten vor, aber – wie wir sehen werden – später in der Therapie ziemlich häufig.

Die erste Sitzung mit Susan und Marco

»Nun, was hat Sie hierher geführt?«, fragte ich.

»Die letzten paar Jahre waren katastrophal«, fängt Susan an. »Ich weiß gar nicht, was da passiert, aber wir haben immer öfter Streit ... und der dauert tagelang.«

Marco nickt. »Ja, es war hart. Obwohl wir einander lieben, das stimmt doch, Sue, oder?« Er wirft ihr einen Blick zu. »Trotzdem tun wir einander weh und haben keine Ahnung, wie wir auf die Bremse treten können.«

Studien weisen darauf hin, dass ein Paar im Durchschnitt sechs Jahre unglücklich ist, bevor es in die Therapie kommt (Notarius und Buongiorno 1992). Dann fühlt es sich bereits entmutigt, ausgelaugt und traurig. Wenn wir den beiden vermitteln, dass es Teile und das Selbst gibt, fällt es ihnen normalerweise leichter, für das, was in der Beziehung geschieht, präsent zu sein. Im weiteren Verlauf besteht unser Ziel darin, dass die beiden lernen, geschickt miteinander zu kommunizieren, weniger impulsiv zu reagieren, ihre Lasten abzulegen, die Beziehung zu reparieren und sich neue Verhaltensweisen im Umgang miteinander anzugewöhnen. In der ersten Sitzung geht es vor allem darum, ein Fundament für dies alles zu schaffen und eine möglichst sichere Umgebung herzustellen. Wie alle Lebewesen brauchen wir Menschen Sicherheit. Weil wir ständig Ausschau nach Gefahren halten (besonders in einer Beziehung) und weil nur ein Gefühl der Sicherheit defensive Reaktionen verhindert (Porges 2007), müssen wir unbedingt dafür sorgen, dass unsere Klienten sich sicher fühlen.

Am Beginn jeder Behandlung bin ich mir bewusst, dass die Geschichte des betreffenden Paares sich über einen bestimmten, oft viele Jahre umfassenden Zeitraum entwickelt hat. Dabei haben beide wahrscheinlich das Gefühl, dass ihre jeweilige Perspektive nie gewürdigt worden ist. Indem ich ihnen zuhöre, erfahre ich, weshalb sie Hilfe suchen und wie sie sich in der Beziehung verhalten. Während ich mich mit ihrer Erfahrung vertraut mache, helfe ich ihnen, mir zu vertrauen und zu spüren, dass eine Veränderung möglich ist. Während der gesamten Therapie verhalten wir uns in der therapeutischen Rolle interessiert und nicht wertend. Diese Haltung ist unverzichtbar, wenn wichtige Probleme und intensive Emotionen erforscht werden sollen. In diesem frühen Stadium ist unsere Fähigkeit zu spiegeln, zu reflektieren, zu normalisieren und zu würdigen von entscheidender Bedeutung. Wir hören zu. Wieder und wieder bemühen wir uns zu verstehen, was die beiden sagen. Wir fragen uns: Verstehe ich das richtig? Zur Vorbereitung auf die nächste Therapiephase achten wir außerdem auf Muster, wie die beiden sich aufeinander beziehen.

In den folgenden Ausschnitten aus einer frühen Sitzung mit Susan und Marco stelle ich fest, was die beiden anstreben und weshalb sie Hilfe suchen. Zudem biete ich ihnen Entwicklungs- und Veränderungsmöglichkeiten mit den Mitteln von IFIO an. Einige der häufigsten Fragen, die ich einem Paar am Anfang einer Therapie stelle, sind fett gedruckt.

THERAPEUTISCHE TIPPS

- Wenn wir sorgfältig zuhören und die von den Teilen erzählten Geschichten aufdecken und zurückspiegeln, verankert das die Geschichte des Paares in unserem Denken.
- Indem wir unsere eigenen Therapeutenteile, die in der Expertenrolle bleiben wollen, behutsam bitten beiseitezutreten, können wir uns besser auf die Bedürfnisse des Paares einstellen.
- Je langsamer und bewusster wir vorgehen, desto besser sind wir in der Lage, unsere eigenen Reaktionen auf das, was wir hören, zu verfolgen.
- Innerlich auf das Paar eingestimmt zu bleiben, ist entscheidend, um präsent zu sein.
- Achten Sie darauf, welche Ihrer eigenen Teile aktiviert werden, während Sie den Geschichten des Paares zuhören.

Susan und Marco

»Früher dachte ich, wir hätten eine gute Beziehung, aber jetzt habe ich den Eindruck, Marco lässt mich nicht so sein, wie ich sein will«, fängt Susan an. »Er kritisiert mich und entzieht sich mir.«

»Sag mal, Susan, wie kommst du drauf, dass ich dich irgendwas *nicht sein lasse?*«, erwidert Marco. »Das hört sich an, als wäre ich dein Vater. Völlig lächerlich!«

Die Sprache der beiden besteht aus Schuldzuweisungen und Wertungen. Sie verweist auf eine gewaltige Menge an aufgespeicherter Verbitterung und Hoffnungslosigkeit, was am Anfang der Behandlung häufig vorkommt.

»Ich nehme gerade wahr«, unterbreche ich, »dass Ihnen früher alles leichter vorgekommen ist, während sich in letzter Zeit eine gewisse Dynamik entwickelt hat. Ich glaube, Sie haben vorher von Streit gesprochen, was nicht gut klingt. Außerdem, Susan, nehme ich wahr, dass Sie sich kritisiert fühlen. Stimmt das so?«

»Ja«, antworten beide im Chor.

»Können Sie mir sagen, was vor ein paar Jahren passiert ist, als die ersten Schwierigkeiten zwischen Ihnen aufgetaucht sind?«, frage ich.
Zu den Stressfaktoren, die mir berichtet werden, gehört, dass ein betagter Elternteil Symptome von Alzheimer zeigt und dass Marco beruflich mehr Verantwortung übernommen hat, wodurch er mehr Zeit in der Arbeit verbringt.
»Das hört sich ganz so an, als hätten Sie mit allerhand fertigwerden müssen«, sagte ich. »Haben Sie mal überlegt, ob irgendwas davon eine Rolle bei dem spielt, was zwischen Ihnen beiden abläuft?«
»Tja, das ist ganz bestimmt der Fall«, sagt Marco.
»Angesichts dieser Stressfaktoren«, sage ich, **»was passiert, wenn es zu einem Konflikt zwischen Ihnen kommt?«**
»Wir streiten die ganze Zeit«, erwidert Susan.
»Und wie sieht das aus?«, frage ich.
»Ich habe den Eindruck, Marco wartet bloß darauf, dass ich was falsch mache.«
»Und wenn Sie sich kritisiert fühlen, was tun Sie dann?«, frage ich.
»Ich mache dicht und höre auf zu reden«, sagt Susan.
»Und was passiert mit Ihnen, Marco?«
»Ich denke, sie ist zu empfindlich.«
»Was sagen Sie zu sich selbst oder was tun Sie, wenn Sie meinen, dass Susan zu empfindlich ist?«
»Ich werde sauer, glaube ich.«
»Das hört sich ziemlich verfahren an. Nach allem, was Sie mir erzählt haben, ist es verständlich, dass Sie Hilfe brauchen. **Was erhoffen Sie beide sich hier?«**
Beide sagen, sie würden sich eine bessere Kommunikation, weniger Konflikte und mehr Verbundenheit erhoffen.
Ich fasse zusammen: »Natürlich müssen wir noch mehr erforschen, aber an diesem Punkt habe ich den Eindruck, dass Sie lernen wollen, anders miteinander zu kommunizieren. Außerdem wollen Sie wieder mehr Nähe spüren. **Habe ich das richtig verstanden?«**

ERSTE FRAGEN AN DAS PAAR

- Was hat Sie hierher geführt?
- Können Sie mir sagen, was passiert ist, als die ersten Schwierigkeiten aufgetaucht sind?
- Was geschieht in Ihrem Innern, wenn Sie sich emotional überfordert fühlen?
- Und was sagen Sie dann zu sich oder was tun Sie?
- Habe ich das richtig verstanden?
- Haben Sie schon mal gemeinsam eine Therapie gemacht?
- Möchten Sie sich mit Ihrer sexuellen Beziehung beschäftigen?
- War irgendwann Alkohol- oder Drogenmissbrauch im Spiel?
- Gibt es momentan irgendwelche Stressfaktoren in Ihrem Leben?
- Wie ist es für Sie, heute hier zu sein?
- Was war bei Ihrer letzten Therapie hilfreich und was nicht?
- Was sind Ihre Ziele in der Therapie und was erhoffen Sie sich hier?
- Wie bitten Sie um Vergebung und wie vergeben Sie einander?
- Haben Sie Fragen darüber, wie ich in der Therapie vorgehe?

Bedenken hinsichtlich der Therapie

Während die Geschichte des Paares zum Vorschein kommt, reagieren wir einladend auf Fragen und Bedenken; wir hören zu, wenn bei einem oder beiden Teile vorhanden sind, die nicht mitmachen wollen. Manchmal liegt das daran, dass sie bei früheren Therapieversuchen negative Erfahrungen gemacht haben, manchmal sind die sie beschützenden Teile besorgt darüber, was in der Therapie aufgedeckt werden könnte. In anderen Fällen fühlt eine der beiden Personen sich genötigt oder in die Enge getrieben. Wenn einer oder beide Bedenken äußern, müssen wir mit dem dafür verantwortlichen Teil verhandeln. Zum Beispiel können wir vorschlagen, vor der Entscheidung zu einer längeren therapeutischen Arbeit erst drei oder vier Sitzungen abzuhalten. Außerdem können wir darauf hinweisen, dass grundsätzlich beide jederzeit beschließen können aufzuhören. Fragen wie **Was war in Ihrer letzten Therapie hilfreich und was nicht?** und **Wie ist es für Sie, heute hier zu sein?** locken Teile hervor, die sonst unter Umständen stumm bleiben.

Fragen kann das Paar auch zu uns selbst und zur Behandlungsmethode haben: *Welche Ausbildung mussten Sie machen? Welche Philosophie steckt hinter der Methode? Wie sind Ihrer Erfahrung nach die Erfolgschancen damit?* Offen für alle Teile des Paares zu bleiben, trägt dazu bei, Sicherheit und Verbundenheit zu schaffen. Die Arbeit beginnt, sobald wir neugierig auf die Bedenken der beiden sind, eine Therapie zu machen.

»Haben Sie irgendwelche Fragen über meine Arbeitsweise?«, frage ich.

»Da wüsste ich gar nicht, wo ich anfangen soll«, sagt Marco.

»Haben Sie denn schon mal gemeinsam eine Therapie gemacht?«

»Ich war vor Jahren mal bei einer Beratung«, sagt Susan. »Marco hat noch nie eine Therapie gemacht, und in der Eheberatung waren wir auch noch nicht.«

»Wie ist es denn für Sie, heute hier zu sein, Marco?«, frage ich und sehe ihn an.

»Ganz in Ordnung, denke ich«, antwortet er. »So richtig wohl fühle ich mich allerdings nicht, wenn Sie darauf rauswollen. Ich musste erst mal überzeugt werden, dass das eine gute Idee ist.«

»Haben Sie denn spezifische Bedenken darüber, hier zu sein?«
»Ich weiß, dass wir Hilfe brauchen, und deshalb bin ich hier. Aber ich will nicht unter Druck gesetzt werden. Sie wissen schon: zwei Frauen, ein Mann, so in der Richtung.«
»Danke, dass Sie das offen ausdrücken«, sage ich. »Ich will auf keinen Fall, dass Sie sich unter Druck gesetzt fühlen. Wenn das doch mal der Fall sein sollte, würde es mir helfen, wenn Sie es mir sagen.«
»Okay«, sagt er. »Das mache ich.«
»Darauf können Sie sich verlassen!«, sagt Susan lächelnd.
»Wie steht es mit Ihnen, Susan?«, frage ich. »Irgendwelche Bedenken?«
»Ich bin eher erleichtert als besorgt, hier zu sein«, sagt Susan.

THERAPEUTISCHE TIPPS

- Um Sicherheit zu schaffen, müssen wir offen für die Bedenken des Paares sein und auch jene seiner Teile willkommen heißen, die sich nicht so leicht äußern.
- Viele Menschen sprechen nicht von sich aus über zwiespältige Gefühle, Ängste und Skepsis; außerdem geben sie eventuell nur zögernd zu, dass sie in einer früheren Therapie verletzt wurden.
- Sich nach Bedenken zu erkundigen, kann auch für uns in der therapeutischen Rolle befreiend wirken. Wenn wir die Einstellung jener Teile erfahren haben, die nicht in der Sitzung sein wollten, hilft uns das zu verstehen und zu akzeptieren, falls das Paar sich entscheidet, nicht wiederzukommen.

Ziele und Wünsche

Die Ziele und Absichten des Paares, die sich unweigerlich im Lauf der Zeit verändern, geben unsere Richtung vor und halten den Therapieprozess auf Kurs. Besteht ein Ziel zum Beispiel darin, die Art der Kommunikation zu ändern, ermöglicht uns das, auf dysfunktionale Kommunikationsmuster hinzuweisen. Wenn wir umgekehrt Fortschritte hinsichtlich der Ziele bemerken, ist das von unschätzbarem Wert in jenen schwierigen Momenten, wenn die Partner den Eindruck haben, mit den ewig gleichen Themen im Kreis zu gehen. Das äußert sich etwa in Ansichten wie *Wenn er sich nicht ändert, kann ich einfach nicht weitermachen* oder *Das Problem ist doch eigentlich meine Frau – können Sie die vielleicht wieder hinbekommen?* Wir sollten es uns immer zum Prinzip machen, Erwartungen, Hoffnungen und Wünsche der beiden wahrzunehmen. Dann können wir darauf reagieren, indem wir ihnen versichern, dass ihre Sorgen während der Therapie erforscht werden.

Susan und Marco

In einer frühen Therapiephase ist das Paar oft in einer Polarität zwischen hoffnungslosen und hoffnungsvollen Teilen gefangen. Wenn sich die Beziehung gerade stabil anfühlt oder wenn eine Therapiesitzung gut läuft, dominiert die Hoffnung, und mit gutem Timing kann sie zu Veränderungen beitragen. Verfrühte Hoffnung führt jedoch eher zu Enttäuschung, weil es doch wieder zu Konflikten kommt und weil bei den Therapiesitzungen ein Gefühl der Unvollständigkeit herrscht. Um eine solche Polarität zu entschärfen, spreche ich mit dem Paar über die vorhandenen *Möglichkeiten*.

»Das hört sich ganz so an, also ob Sie beide manchmal darin festhängen, sich abwechselnd hoffnungsvoll und hoffnungslos zu fühlen?«, frage ich.

»Ja, und das Hin und Her ist schlicht erschöpfend«, sagt Susan.

»Das verstehe ich«, sagte ich. »Sogar so gut, dass ich Ihnen etwas Neues vorschlagen will. Statt sich so angestrengt an Hoffnungen zu klammern und dann doch enttäuscht zu werden, könnten Sie sich vorläufig daran festhalten, dass es eine *Möglichkeit zur Veränderung* gibt. Hoffnung orientiert Sie nämlich in die Zukunft, während Hoffnungslosigkeit Sie in die Vergangenheit zurückwirft. Wenn Sie sich aber an das halten, was hier und jetzt möglich ist, wenn Sie einen Schritt nach dem anderen tun und sich auf Ihre Absicht konzentrieren, Ihre Beziehung zu verändern, verschafft Ihnen das meiner Erfahrung nach einen gewissen Abstand vom Auf und Ab der hoffnungsvollen und hoffnungslosen Teile. Das sind Teile, die Ihre Hilfe brauchen, und ich kann Ihnen zeigen, wie Sie ihnen helfen können.«

»Ich glaube, ich verfange mich in diesem Kreislauf öfter als Marco«, sagt Susan.

»Nein, mir passiert das auch«, sagt er. »Es ist schwer, das nicht zu tun, weil es so schnell passiert.«

Die Anfänge der Beziehung

Wenn in den ersten ein oder zwei Sitzungen genügend Zeit ist, sollte man sich nach dem Anfang der Beziehung erkundigen. Wie hat das Paar sich kennengelernt, was am anderen hat sie angezogen, wie war es, miteinander auszugehen und sich zu verlieben? Oft entspannen beide sich dann und erinnern sich daran, wieso sie zusammen sind. Außerdem löst es die wichtige Frage aus: *Was ist eigentlich mit uns passiert?* Das Gespräch darüber könnte man wie folgt einleiten.

Susan und Marco

»Erzählen Sie mir doch mal, wie Sie sich kennengelernt haben und was sie aneinander angezogen hat!«

Die beiden lächeln sich an.

»Willst du anfangen?«, fragt Susan.

»Ich weiß noch, wie ich Susan zum ersten Mal gesehen habe«, erzählt Marco. »Ich war richtig überwältigt. Damals hat sie im Sommerlager einen Lauf organisiert, an dem ich teilgenommen habe. Sie war nicht nur

kompetent, sondern hat auch noch toll ausgesehen. Aber als ich versucht habe, sie auf mich aufmerksam zu machen, hat sie mich völlig ignoriert.«
»Ich war doch total mit der Organisation beschäftigt! Außerdem war ich verschwitzt, dreckig und erschöpft. Überhaupt nicht sexy.«
»O doch, total sexy«, sagt Marco.
»Und wie ging es weiter?«, fragte ich.
»Er hat sich bei einer Freundin meine Telefonnummer besorgt«, berichtet Susan. »Ich habe mich gar nicht an ihn erinnert, aber diese Freundin hatte mich schon angerufen und mir gesagt, ich soll unbedingt mit ihm ausgehen. Deshalb habe ich das getan!«
»Und?«, frage ich.
»Er war toll. Warmherzig, lustig, charmant.«
»Wie ist es, sich daran zu erinnern?«, fragte ich.
»Schön«, sagt Susan.
»Traurig«, sagt Marco.

Dem Paar die Konzepte von IFIO vorstellen

Während wir zuhören, wie die beiden ihre Geschichte erzählen und ihre Absichten, Visionen und Ziele erforschen, führen wir langsam die grundlegenden Konzepte des IFIO-Modells ein, und zeigen auf, wie unser Gehirn in einer Beziehung funktioniert. Dabei reagieren manche Paare eher skeptisch, während andere mit der Vorstellung, dass der menschliche Geist aus vielen unterschiedlichen Teilen besteht, sofort etwas anfangen können. Es beruhigt sie zu hören, dass wir alle Verbundenheit brauchen, dass Bedürftigkeit jedoch Verletzlichkeit hervorruft, was oft zu Frustration führt. Unser Ziel ist es, dass die beiden sich zunehmend von ihren Teilen lösen, damit sie ihre Probleme mit mehr Objektivität und Mitgefühl angehen können. Da ein bisschen Erklärung viel bewirkt, ist es am Anfang womöglich am wichtigsten, ihnen die Sprache der Teile zu vermitteln. Aussagen wie *Ich nehme wahr, dass ein Teil von Ihnen X empfindet, ein anderer Teil hingegen Y* macht die beiden darauf aufmerksam, dass sie solche Teile

in sich tragen. Das ist der erste Schritt in dem relativ langen Prozess zu lernen, wie man sich von Teilen löst (zu einer ausführlichen Beschreibung dieses Vorgangs siehe Anhang 1). Von diesem Thema war bereits die Rede, und es wird uns auch weiter beschäftigen.
Wenn eine Klientin oder ein Klient sich gegen die Vorstellung sperrt, dass unsere Teile Gefühle haben, darf man sich nicht entmutigen lassen. Es ist völlig in Ordnung, nach einer individuell akzeptablen Ausdrucksweise zu suchen. Zum Beispiel können wir von *Aspekten des Selbst, inneren Stimmen oder von Gedanken, Körperempfindungen und Gefühlen* sprechen. Es kommt alles infrage, was den beiden dabei hilft, ihr inneres Erleben zu erkunden und neue Vorstellungen zu akzeptieren.

Susan und Marco

»Sie bestehen beide aus vielen verschiedenen Teilen – wie wir alle. Und genau wie Sie beide nicht immer einer Meinung sind, stimmen auch Ihre Teile nicht immer überein. Ich will mal erklären, was ich damit meine. Sie fühlen sich doch beide ab und zu in der Defensive, oder?« Susan und Marco nicken. »Versetzen Sie sich bitte in die letzte Situation hinein, als das so war, heute vielleicht, und sagen Sie mir, wenn Sie so weit sind ... Also, was passiert gerade in Ihrem Körper?«
Nach einem Augenblick sagt Susan: »Mein Bauch fühlt sich angespannt an.«
»Marco?«, frage ich.
»Ich weiß nicht recht.«
»Das ist in Ordnung«, sage ich. »Hören Sie denn, was Sie zu sich selbst sagen?«
»Sie hat unrecht«, sagt Marco.
»Gut. Und Sie, Susan?«
»Was für ein Trottel.«
»Konzentrieren Sie sich jetzt auf diese Worte und das dazugehörige Gefühl. Sie können die Augen schließen, wenn es Ihnen dann leichter fällt. Was will dieser Teil von Ihnen?«
»Mein Ärger will, dass Marco was erwidert«, sagt Susan.
»Weshalb?«, frage ich.

»Weil ich wissen will, dass er zuhört.«
»Ihr verärgerter Teil will, dass Marco Ihnen zuhört?«, frage ich nach.
»Genau.«
»Und wie funktioniert das?«
»Nicht besonders gut.«
»Wenn ich Ihnen helfen könnte, so miteinander umzugehen, dass Sie sich eher gehört fühlen«, sage ich, wohl wissend, dass ich eine rhetorische Frage stelle, »wären Sie dann daran interessiert?«

Der Begriff des Selbst

Die Vorstellung, dass es ein Selbst mit einer bestimmten Energie gibt, ist am Anfang unter Umständen schwerer zu begreifen als das Konzept der Teile, weil die Selbst-Energie oft kaum vorhanden ist, wenn Teile sich im Konflikt befinden. Außerdem können unsere Ansichten über das Selbst auch im Widerspruch zu bestimmten religiösen oder spirituellen Überzeugungen stehen. Daher führe ich die Vorstellung, dass wir ein Selbst haben, langsam ein. Ich verwende entweder die Ausdrucksweise des Paares an oder geläufige Synonyme für Freundlichkeit und Mitgefühl, zum Beispiel *offenherzig sein* und *weicher werden*. Wenn in der ersten Sitzung genug Zeit dafür ist, sage ich in etwa Folgendes:
»Ich würde Ihnen gern etwas erzählen, was ich glaube. Dadurch erfahren Sie auch ein bisschen mehr darüber, wie ich vorgehe. Also, ich glaube, dass alle Menschen den Wunsch haben, innerlich zu wachsen. Außerdem glaube ich, dass wir im Kern unbeschädigt sind und starke innere Ressourcen haben. Das soll nicht heißen, dass Sie beide nicht leiden. Ich weiß, dass Sie das tun. Aber es heißt, dass Sie die Fähigkeit haben, sich mit den Ressourcen des Herzens Ihren eigenen Verletzungen und denen Ihres Gegenübers zuzuwenden, Ihren Verletzungen und auch Ihrer Wut, Verwirrung und Verzweiflung. Deshalb werde ich Sie gelegentlich auf verschiedene Weise bitten, vom Herzen aus zu sprechen oder zuzuhören.«

Wie streiten die beiden? Bitten sie um Vergebung?

Gern erkundige ich mich bei dem Paar auch früh danach, wie es mit Konflikten in der Beziehung umgeht und ob den beiden klar ist, was an ihrem Verhalten die andere Person frustriert oder verletzt. Dadurch erhalte ich Informationen darüber, wie bewusst das Verhalten der beiden ist und wie gut sie aufeinander abgestimmt sind. Die Frage danach, ob sie um Vergebung bitten, liefert mir Informationen über Verletzungen, die ungeheilt bleiben, und über die Fähigkeit des Paares, etwas wiedergutzumachen und zu vergeben.

Susan und Marco

»Mich würde interessieren, wie Sie streiten«, sage ich zu Marco und Susan.
»Wir werden wütend«, erwidert Susan. »Eigentlich will keiner von uns gerne nachgeben, aber normalerweise zieht Marco sich zuerst aus dem Gespräch zurück.«
Ich sehe Marco an, der sagt: »Da hat sie recht.«
»Sind Sie sich bewusst, welches Verhalten dem anderen am meisten wehtut?«, frage ich.
»Ich glaube, am schlimmsten ist es für Susan, wenn ich mich abwende«, sagt Marco.
Susan nickt. »Und ich glaube, am meisten ist Marco verletzt, wenn ich missbilligend schweige.« Marco nickt.
»Und wie bitten Sie einander um Vergebung?«, frage ich beide.
»Überhaupt nicht«, antwortet Susan. »Das ist ein Teil des Problems, glaube ich. Wir schließen einen Streit nie ab. Ich habe den Eindruck, dass sich deshalb im Lauf der Zeit allerhand Gefühle angestaut haben.«

Die Herkunftsfamilie

Ein weiteres wichtiges Thema ist die Herkunftsfamilie. Manche Paare haben nie darüber nachgedacht, was sie in ihrer Kindheit und Jugend über Beziehungen gelernt haben. Haben die Eltern gestritten? Falls ja, wie haben sie das getan? Haben sie Meinungsverschiedenheiten gelöst? Was haben die beiden in der Kindheit sonst noch gesehen und gelernt? Die Antworten auf diese Fragen bringen sie dazu, neugierig darauf zu sein, wie sie beeinflusst wurden. Uns wiederum vermitteln sie ein besseres Verständnis dafür, welche Ursprünge die Beziehungsdynamik hat.

Susan und Marco

»Was haben Sie von Ihren Eltern über Konflikte gelernt?«, frage ich. Susan und Marco sehen sich wissend an.
»Ich habe gelernt, den Kopf einzuziehen und abzuhauen«, sagt Marco. »Warte nicht ab, was da gerade läuft – bloß weg hier!«
»Und meine Eltern haben vor uns Kindern einfach nicht gestritten«, sagt Susan.
»Irgendwelche Vorbilder, wie man um Vergebung bittet?«, frage ich.
»Tja«, sagt Susan lachend, »da wir keinen Streit erlebt haben, haben wir auch nicht erlebt, wie jemand sich entschuldigt hat.«
»Und ich kann mich nicht dran erinnern«, sagt Marco.
»Leuchtet es Ihnen ein, dass alle Paare bestimmte Methoden brauchen, um Konflikte hinter sich zu bringen und um Vergebung zu bitten?«, frage ich.

Übliche Stressfaktoren, unglückliche Umstände, Fehlverhalten

Informationen über äußere Umstände, darunter Kinder und die erweiterte Familie, sind wichtige Aspekte. Vieles hat Einfluss auf das Paar gehabt, sowohl in normalen Lebensphasen als auch bei Ereignissen, über die es keine Kontrolle hatte. Sind Kinder gerade dabei, das Elternhaus zu verlassen? Ziehen betagte Eltern ein oder liegen sie im Sterben? Hat jemand seine Arbeit verloren? Vielleicht gibt es auch Unterschiede in der Libido, vielleicht hat eine der beiden Personen eine Affäre, eine affektive

Störung, eine traumatische Vergangenheit oder Suchtprobleme. Da viele Paare nicht von sich aus über heikle Dinge sprechen, wenn wir nicht aus therapeutischer Sicht nachfragen, ist es wichtig, den beiden klarzumachen, dass wir über alles sprechen können. Explosivere Themen wie Wut und Geheimnisse werden in späteren Kapiteln behandelt.

Susan und Marco

»Ich würde Ihnen gerne ein paar Fragen stellen«, fange ich an. **»Möchten Sie sich mit Ihrer sexuellen Beziehung beschäftigen?«**

Susan und Marco sehen sich an.

»Tja, Susan ist mit unserem Sexualleben nicht besonders zufrieden«, sagt Marco. »Ich weiß, dass viele Leute mit so was Probleme haben. Aber es ist peinlich, darüber zu sprechen, und ich kann mir nicht vorstellen, das zu tun, wenn jemand anders dabei ist.«

Eine Weile herrscht Schweigen. Dann sagt Susan: »Früher ist es uns total gut damit gegangen, aber jetzt kommt es mir vor, als hätte Marco einfach kein Interesse mehr daran, und wir können nicht darüber sprechen, ohne uns zu streiten. Mir würde es also helfen.«

»Wenn wir uns besser kennenlernen, wird Ihr Umgang miteinander sich ändern und außerdem werden Sie sich wohler mit mir fühlen«, sage ich. »Dann werde ich Ihnen helfen, Ihre sexuelle Beziehung zu erforschen und zu verstehen, was Sie beide brauchen, um wieder zueinander zu finden.«

Marco blickt aus dem Fenster. Susan nickt.

»Irgendwelche weiteren Stressfaktoren?«, frage ich. »Krankheiten, Depression, betagte Eltern, Probleme mit den Kindern? Hatte einer von Ihnen eine Affäre?«

Wenn eine der beiden Personen sich entscheidet, schon in der ersten Sitzung eine Affäre einzugestehen, kann das sowohl für die andere Person als auch für uns in der therapeutischen Rolle extrem schmerzhaft und schwierig sein. Da wir jedoch im Hier und Jetzt arbeiten, gehen wir jede Situation, die sich ergibt, direkt und mit so viel Selbst-Führung wie irgend möglich an. Nach meiner Erfahrung kommt es nur selten zu so etwas, aber wenn doch, müssen wir schnell unser eigenes System

beruhigen, um präsent und offen für die Gefühle des Paares zu sein.
»Ich nicht«, sagt Susan. »Was ist mit dir, Marco?« Sie sieht ihn an.
»Nichts dergleichen«, sagt er. »Und wir haben absichtlich keine Kinder bekommen. Wir haben beide sehr fordernde Berufe, die wir lieben, und haben uns bewusst dafür entschieden statt für Kinder.«
»Gibt es beruflichen Stress?«, frage ich.
»Ja. Wir stehen beide extrem unter Druck.«

Am Ende der Sitzung

Am Ende einer Sitzung lasse ich immer etwas Zeit dafür, über den Kern dessen nachzudenken, was ich gehört habe, und um zu erklären, wie ich dem Paar helfen könnte.
»Bevor wir heute aufhören«, sage ich, »will ich Ihnen ein paar Dinge sagen. Ich nehme einen Wunsch danach wahr, anders miteinander umzugehen, und ich nehme wahr, dass bestimmte Teile von Ihnen wenig Vertrauen in Ihre Fähigkeit haben, solche Veränderungen zustande zu bringen. **Meine Aufgabe ist es, Ihnen zu vermitteln, wie Sie anders miteinander kommunizieren können, damit einerseits Raum dafür bleibt, unterschiedliche Bedürfnisse zu verhandeln, und damit Sie andererseits wieder die Verbindung zueinander herstellen können, die Sie vermissen.** Zu diesem Zweck bin ich auch dafür da, eine Umgebung zu schaffen, in der Ihre beschützenden Teile sich sicher genug fühlen, ihre Waffen abzulegen. Mit etwas Zeit und intensiver Arbeit kann Ihr Umgang miteinander sich ändern, da bin ich mir ziemlich sicher.«

THERAPEUTISCHE TIPPS

- Stellen Sie sich einen Moment vor, wie Sie eine andere Richtung vorgeben, wenn Klientin oder Klient in einer der ersten Sitzungen mit hoffnungslosen, wütenden Teilen verschmolzen ist.
- Spüren Sie in Ihren Körper hinein.
  - Welchen Impuls haben Sie?
  - Wie fühlen Sie sich?
  - Was hören Sie sich zu sich selbst sagen?
  - Was tun Sie?
- Bei unangenehmen Interaktionen ruhig zu bleiben, erfordert Selbstwahrnehmung und die Fähigkeit, sich schnell von den eigenen Teilen zu lösen, damit man ihnen Mitgefühl und Fürsorge zukommen lassen kann.

Zusammenfassung

Die obigen Ausschnitte aus einer Therapiesitzung demonstrieren einige der Fragen, die ich stelle, um herauszufinden, ob äußere Zwänge, Druck auf einen oder beide Personen oder irgendwelche schweren Vertrauensbrüche vorhanden sind. Allgemein gesagt, sammle ich Informationen, während ich zu den nächsten Schritten weitergehe, wie in späteren Kapiteln deutlich werden wird. Man braucht viele Sitzungen, um die gesamte Geschichte eines Paares kennenzulernen, um zu erfahren, womit die beiden kämpfen und welche Dynamik sie am dringendsten ändern wollen. Manchmal kommen später Geheimnisse oder heikle Erfahrungen zum Vorschein, aber egal, ob früh oder spät, es ist entscheidend, im Selbst zu bleiben, um mit unerwarteten Dingen umgehen und entsprechend reagieren zu können.

Alle erwähnten Themen können in einer langen ersten Sitzung oder im Laufe mehrerer Sitzungen zur Sprache kommen. Manche tauchen jedoch vielleicht nie auf. Manche Paare wollen erst einmal Bericht erstatten, andere fangen sofort an, an ihren Problemen zu arbeiten. Folgen Sie einfach dem, was das Paar vorgibt, und halten Sie mit ihm Schritt. Nach meiner Erfahrung bemühen die meisten Paare sich in der ersten Sitzung, ruhig und gefasst zu bleiben. So wütend oder frustriert die beiden auch sein mögen, sie wollen sich hilfreich verhalten und sind bereit, starke Emotionen lange genug zurückzuhalten, um ihre Situation und ihre Probleme zu beschreiben. Indem wir spiegeln, was sie sagen, indem wir eine Verbindung zu ihnen herstellen, einen sicheren Raum schaffen und die Möglichkeit zur Veränderung anbieten, unterstützen wir sie bei der maßgeblichen Aufgabe, ihr vegetatives Nervensystem zu beruhigen. Wir sollten nämlich so schnell wie möglich eine Alternative zu dem Muster entwickeln, entweder der Reaktion des sympathischen Nervensystems zu folgen (Kampf oder Flucht) oder jener des Parasympathikus (krampfhaft auf die Bremse treten und erstarren).

Als Therapeutin oder Therapeut haben wir natürlich alle unseren eigenen Stil und unsere eigene Methode, uns mit einem neuen Paar vertraut zu machen. Bei jeder therapeutischen Unternehmung entsteht ein einzigartiges Mini-System aus dem Paar und Therapeutin oder Therapeut, in dem alle Beteiligten unweigerlich einen bestimmten Gesprächs- und Umgangsstil entwickeln. Daher möchte ich Ihnen nicht vorschlagen, Ihre Vorgehensweise zu ändern, außer sie steht in direktem Konflikt zum Konzept von IFIO. Behalten Sie Ihren Werkzeugkasten bei! Vorrangiges Ziel muss es immer sein, in Verbindung mit unseren eigenen Teilen zu bleiben und uns auf das innere System von Klientin oder Klient einzustimmen.

Phase 2

DER FLUSS DER MITTE UND SEINE STRUDEL

– 3 –

KREISLÄUFE ENTDECKEN

In diesem Kapitel geht es um eine Methode, die ich schon früh einsetze und während der ganzen Behandlung wiederaufnehme, wenn es nötig ist. Sie wird als *Tracking* bezeichnet und ist ein wirkungsvolles Instrument, das von den Pionieren der Familientherapie entwickelt wurde, um Verhaltensmuster zu erforschen (Minuchin und Fishman 1992). Richard Schwartz hat es für die Beobachtung innerer Abläufe adaptiert. Indem wir die interpersonelle und intrapersonelle Interaktion des Paares aufdecken, helfen wir den beiden, sich von ihren Teilen zu lösen und wahrzunehmen, dass ihr Verhalten mehr mit unbefriedigten Bedürfnissen (vor allem nach Sicherheit, Verbundenheit und Liebe) zu tun hat als mit den Inhalten, die sie bei ihren Auseinandersetzungen ständig wiederholen. Demonstriert wird auf den folgenden Seiten außerdem, wie ich am Anfang der Therapie mit Zielen umgehe. Wenn beide darauf ausgerichtet sind, sich gegenseitig zu ändern, mache ich ihnen klar, dass es bei unserem Prozess nie darum gehen wird, die eine der beiden Personen zu ändern, damit die andere so bleiben kann, wie sie ist.

Wieso »Tracking«?

In IFIO lösen wir keine Probleme, wir unterstützen das Paar vielmehr darin, die Kompetenz zu entwickeln, Probleme gut zu lösen. Daher richtet sich unser Interesse auf die Motivation, nicht auf den Inhalt. Wir wollen das Paar davon abbringen, sich auf die Inhalte ihres Streits zu konzentrieren, damit sie neugierig darauf werden, was dem Streit zugrunde liegt. Deshalb gehört es in IFIO zu den ersten Schritten, Verhaltensweisen aufzuspüren und zu beobachten, die durch starke Emotionen hervorgerufen werden. Das wirkt beruhigend auf das Paar, es macht sich wiederholende Muster deutlich und hilft uns, die verletzlichen verbannten Teile zu erkennen, deren Gefühle das problematische Verhalten auslösen.

Negative Kreisläufe

In unangenehmen Situationen haben wir alle unsere bevorzugten Reaktionsmuster. Unsere beschützenden Teile ziehen sich eventuell zurück, sie argumentieren, unterwerfen sich, erklären, greifen zum Mobiltelefon, toben oder lösen irgendwelche anderen Verhaltensweisen aus, die uns vom emotionalen Schmerz ablenken und diesen verringern sollen. Als negativen Kreislauf bezeichnen wir hier ein zu erwartendes Interaktionsmuster, das unabhängig von Inhalt und Ergebnis der Interaktion wiederholt wird. Natürlich wirken negative Kreisläufe destruktiv und erschöpfend. Sie aufzudecken, unterbricht das betreffende Verhalten und bringt oft zum ersten Mal die Hoffnungen des beschützenden und die Bedürfnisse des verbannten Teils zum Vorschein. Während der Behandlung kommen wir wiederholt auf diese Methode zurück, um zu verdeutlichen, inwiefern das zugrunde liegende Motiv für den Kreislauf von größerer Bedeutung ist als der Inhalt der Streitereien. Unser Ziel ist es, dass beide Personen eine Kehrtwende vollziehen und sich der Selbsterforschung widmen. Das heißt, sie sollen den Fokus nach innen richten statt auf die andere Person, vor allem am Anfang.

THERAPEUTISCHER TIPP

Bevor Sie weiterlesen, schließen Sie bitte die Augen (falls das hilfreich ist) und stellen Sie sich vor, dass Sie vor einem Paar sitzen. Nehmen Sie wahr, was Sie empfinden, bitten Sie Ihre Teile, Ihnen zu vertrauen, und stellen Sie sich dann vor, wie Sie sich langsam durch diese Interaktion bewegen, wie Sie dabei zuhören und das Gesagte spiegeln.

Sophie und Sam

»Ich brauche Hilfe«, berichtet Sophie während einer der ersten Sitzungen. »Ich kann nämlich nicht mal eine einfache Bitte äußern, ohne dass Sam wie ein Teenager reagiert.«

»Eine Bitte?«, gibt Sam zurück. »Du stellst Forderungen! Immer versuchst du, mich zu bevormunden.«

»Und dein passiv-aggressives Verhalten ist keine Bevormundung, ja?«, fährt Sophie ihn an.

»Ach, wie nett!«, erwidert Sam und dreht sich von ihr weg.

Um Informationen darüber zu gewinnen, wie dieses Paar bei einem Konflikt miteinander umgeht, warte ich einige Momente, bevor ich mich einmische. Paare kommen meist in einem dieser beiden Zuständen zu mir in die Therapie: Entweder berichten sie über einen typischen Interaktionszyklus oder sie befinden sich gerade darin. Wenn Letzteres der Fall ist, so wirkt das zwar manchmal bedrohlich, ist jedoch leichter in der Hinsicht, dass die Teile der beiden präsent und zugänglich sind. Sam und Sophie befinden sich mitten in ihrem Kreislauf.

»Sieht ganz so aus, als ob Ihr Dilemma direkt hier und jetzt zum Ausdruck kommt«, sage ich.

Die beiden sehen mich an.

»Sie wissen also, was ich meine«, sagt Sophie. »Er denkt, es ist meine Schuld. Und – ehrlich gesagt – meine ich, dass es seine Schuld ist.«

Wenn ein Paar zu einer Sitzung kommt, sind beide oft mit einem starken Manager-Teil verschmolzen, der hofft, dass wir erkennen, inwiefern die jeweils andere Person die Ursache sämtlicher Probleme darstellt. Laut dieser Fantasie werden wir uns in der therapeutischen Rolle bemühen, Partnerin oder Partner zu ändern, worauf alles geklärt sein wird. Wir wiederum wissen, dass Beziehungsprobleme immer gemeinsam geschaffen und aufrechterhalten werden, aber diese Tatsache schließt leichte Lösungen aus, weshalb man sie oft nicht gerne hören will. Hier kann Humor dazu beitragen, die besagte Fantasie zu relativieren und faire Bedingungen herzustellen.

»Wäre es nicht toll, wenn man einfach mit einem Zauberstab wedeln könnte, um Sam zu ändern?«, sage ich zu Sophie. »Aber«, fahre ich fort und wende mich Sam zu, **»bestimmt hätten auch Sie gern, dass Sophie mit einem solchen Zauberstab behandelt wird.«**

»Und ob«, sagt Sam und sieht Sophie finster an.

»Das ist nicht verwunderlich. Aber«, sage ich zu Sophie, »Scherz beiseite, ich höre heraus, dass Sie frustriert sind. Sie bitten Sam um etwas, und es ist schwer für Sie, wie er darauf reagiert.«

»Bestenfalls sagt er Nein, schlimmstenfalls geht er einfach weg, als hätte ich gar nichts gesagt!«

An diesem Punkt würde man sich in einer traditionellen Paartherapie eventuell der anderen Person zuwenden und sie fragen, was sie dazu zu sagen hat, aber ich bleibe ein bisschen länger bei Sophie, weil ich will, dass sie allmählich lernt, ihr inneres Erleben wahrzunehmen, statt darüber nachzudenken, was sie von Sam will.

»Wenn er Nein sagt oder weggeht, was passiert dann in Ihrem Innern?«, frage ich. »Was sagen Sie zu sich selbst?«

»Ich höre mich sagen: *Hat ja doch keinen Sinn! Schließlich habe ich es mit jemand zu tun, der nicht erwachsen ist.* Und ich werde wütend!«

»Sind Sie jetzt gerade auch wütend?«, frage ich.

»Total«, sagt Sophie.

»Wären Sie bereit, zusammen mit mir einen Moment neugierig auf diesen Teil zu bleiben, der wütend ist?«, frage ich.

»Okay.«

»Spüren Sie ihn irgendwo in Ihrem Körper?«, frage ich, weil ich weiß, dass die Bitte, bei der Emotion im Körper zu bleiben, Sophie zugleich bremsen und das Gefühl verstärken wird.

»In meiner Brust und meinen Armen wird es eng. Mein ganzer Körper verkrampft sich.«

»Sie bitten Sam also um etwas, was Ihnen vernünftig vorkommt, und er reagiert, indem er Nein sagt oder weggeht, worauf Sie frustriert sind, was Sie als Enge in Brust und Armen wahrnehmen. Habe ich das richtig verstanden?«

»Ja.«

»Und was tut Ihr wütender Teil dann oder was sagt er zu Sam?«

Diese wichtige Frage setze ich oft ein. Während manche Leute ihre Gefühle nicht beschreiben können und keine Körperwahrnehmung haben, wissen sie doch, was sie tun.

»Ich versuche, ihn dazu zu bringen, dass er mir zuhört.«

»Wie machen Sie das?«

»Indem ich laut werde.«

Ich wende mich an Sam. »Kennen Sie diesen Teil von Sophie?«

Beim Tracking bewegen wir uns zwischen den beiden hin und her, um ihren Kreislauf zu verdeutlichen. Wenn Sie vorhaben, sich zuerst einige Minuten lang auf eine Person zu konzentrieren, sollten Sie die andere erst um Erlaubnis bitten oder sie zumindest wissen lassen, dass Sie sich ihr bald wieder zuwenden werden. Nehmen Sie dann mit dieser Person immer wieder Blickkontakt auf, während Sie sich mit der anderen beschäftigen. Weil man das leicht vergisst, ist es wichtig, es zu üben, bis es zur selbstverständlichen Gewohnheit wird.

Sam nickt. »Der ist mir sehr vertraut.«

»Und was spüren Sie im Innern, wenn Sophie laut wird?«

»Ich werde auch wütend.«

»Und was hören Sie sich dann zu sich selbst sagen?«

»Mir reicht's!«

»Was tun oder sagen Sie dann?«

»Ich entziehe mich.«

»Gut, Sam. **Wenn Sophie also laut wird, werden Sie auch wütend und machen, dass Sie wegkommen.** Stimmt das so?«

»Ja.«

»Und, Sophie, **wenn Sam sich entzieht, was passiert dann in Ihnen?«**

»Ich spüre den Drang, noch lauter zu werden.«
»Und **wenn Sie wütender und lauter werden, was passiert dann mit Sam?**«, frage ich.
»Der zieht ab.«
»Hört sich schmerzhaft an«, sage ich, »weil Sie sich am Ende eindeutig beide frustriert, wütend und alleine fühlen.«
»Außerdem fühle ich mich überhaupt nicht verstanden«, sagt Sophie.
»Und ich fühle mich nicht respektiert«, sagt Sam.

THERAPEUTISCHE TIPPS

- Beim Tracking bewegt man sich zwischen den beiden Personen hin und her, um ihren Kreislauf zu verdeutlichen.
- Widerstehen Sie dem Drang, sich in den Inhalt der Auseinandersetzung hineinziehen zu lassen. Später könnte der von Bedeutung sein, vielleicht aber auch nicht.
- Während Sie das Geschehen verfolgen, sollten Sie spiegeln, was Sie wahrnehmen, um beiden klarzumachen, dass Sie sorgfältig zuhören und beide verstehen.
- Wenn Sie vorhaben, sich einige Minuten auf eine Person zu konzentrieren, teilen Sie der anderen mit, dass Sie bald wieder für sie da sein werden. Dadurch bleibt das therapeutische Geschehen überwiegend horizontal.
- Auch während Sie sich auf eine Person konzentrieren, sollten Sie mit beiden Blickkontakt halten.

»Läuft es normalerweise so, wenn Sie sich streiten?«, frage ich.
»Das passiert immer und immer wieder«, sagt Sophie.
»Gut. **Daran sieht man sehr gut, wie ein beschützender Teil in einem von Ihnen einen ebensolchen Teil im anderen zum Vorschein bringt.** Dadurch geht es immer so weiter.« Da ich als Nächstes vorhabe, die

Hoffnungen und Ängste der beschützenden Teile zu erforschen, fahre fort: »Sollen wir uns mal anschauen, was Ihre beschützenden Teile antreibt?«

Beide nicken.

Damit Sophie sich nicht als identifizierte Klientin fühlt, sehe ich Sam an. »Sollen wir mit Ihnen anfangen?«

Er zuckt die Achseln.

»Wie vertraut sind Sie mit dem Teil von Ihnen, der sich entziehen will?«

»Sehr vertraut. Das ist meine Standardreaktion, wenn ich mich bevormundet fühle.«

»Was befürchtet dieser Teil denn, wenn er zulassen würde, dass Sie die Interaktion fortsetzen?«

Sam denkt nach. »Ich würde die Kontrolle verlieren«, sagt er dann.

»Worüber?«

»Über mich.«

»Erzählen Sie doch noch mehr darüber«, bitte ich ihn.

»Hmmm ...«, macht er. »Als Kind wurde ich stark bevormundet, wobei meine Eltern das auf unterschiedliche Weise getan haben. Mein Vater war wütend und meine Mutter war passiv. Womit sie stillschweigend auch ihn bevormundet hat.«

»Und was befürchtet dieser Teil, wenn er Sie nicht aus der Auseinandersetzung mit Sophie herausholen würde?«

»Dass ich herumgeschubst und unterdrückt werde.«

»Und was wäre dann?«

»Dann würde ich mir klein und benutzt vorkommen.«

»Klein sein und benutzt zu werden, ist unangenehm«, sage ich. **»Verhindert dieser Teil solche Gefühle?«**

»Nicht immer.«

»Hat das denn in Ihrer Kindheit funktioniert?«

»Na ja, ich hatte die Gefühle trotzdem«, sagt Sam. »Aber mich zurückzuziehen, hat mich geschützt.«

Ich wende mich Sophie zu. **»Wie vertraut sind Sie mit dem von Ihnen Teil, der wütend und laut wird?«**

»Der ist immer für mich da«, sagt Sophie.

»Und was befürchtet dieser Teil, wenn er nicht auftauchen würde?«

»Dass man mich ignoriert.«

»Kommt Ihnen das einleuchtend vor?«

»Ja«, sagt Sophie. »In der Kindheit habe ich mich oft richtig unsichtbar gefühlt. In meiner Familie hat man sich bloß zugehört, wenn man auf den Tisch gehauen hat und laut geworden ist.«

»Also verhalten Sie sich zueinander so, wie Sie es vor langer Zeit gelernt haben, um zu überleben.«

Wichtig ist hier, dass das Paar jetzt seine verletzlichen Teile identifiziert hat, die beschützt werden. Es wäre zwar verführerisch, bei diesen Teilen zu bleiben, aber wenn man das so früh in der Therapie tut, kann es den Prozess entgleisen lassen. Einerseits konzentrieren wir uns unter Umständen verfrüht auf eine der beiden Personen, wodurch die andere sich sitzen gelassen fühlt. Und andererseits müssen beschützende Teile sich im Allgemeinen vollständig gehört fühlen, bevor sie zulassen können, dass die Therapie sich mit den Verbannten beschäftigt. In dieser Phase beschränken wir uns daher darauf, die Existenz von Verbannten zu registrieren, und kehren zur Beobachtung der beschützenden Teile zurück.

THERAPEUTISCHE TIPPS

- Wenn man sich verletzlichen Teilen (den Verbannten) bereits zuwendet, während man sich mit beschützenden Teilen vertraut macht, kann das den Prozess entgleisen lassen.
- Zum einen konzentrieren wir uns eventuell verfrüht auf eine der beiden Personen, wodurch die andere sich sitzen gelassen fühlt.
- Zum anderen müssen die beschützenden Teile sich verstanden fühlen, bevor sie zulassen können, dass die Therapie sich mit den Verbannten beschäftigt.
- Daher registrieren wir das Vorhandensein von Verbannten am Anfang nur und wenden uns dann wieder den beschützenden Teilen zu.

»Können Sie erkennen, dass es bei diesem Kreislauf um etwas geht, was bei Ihnen beiden verletzlich ist?«, frage ich.
»Ich kann nicht sagen, dass ich das nicht wüsste«, sagt Sophie.
»Mir leuchtet es auch ein«, sagt Sam.
Sam und Sophie sind also in der Lage, sich so weit von ihren beschützenden Teilen zu lösen, dass sie erkennen, wie ihre Konflikte durch verletzliche Gefühle angefacht werden. Allerdings sind nicht alle Paare dazu so schnell fähig. Das ist in Ordnung. Wir bleiben einfach bei den beschützenden Teilen, bis diese zu erkennen geben, was ihr Verhalten verursacht. Jetzt ist es an der Zeit, die beiden zum Nachdenken darüber anzuregen, wie sie auf andere Weise miteinander umgehen könnten. »Wie wäre es«, frage ich daher, »wenn wir Ihren beschützenden Teilen helfen könnten, nicht mehr so heftig zu reagieren? **Wie wäre es, wenn Sie unabhängig von der Reaktion des anderen mit Ihrem Innern verbunden bleiben und sich entscheiden könnten, wie Sie reagieren?«**
Was Sam darauf erwidert, höre ich häufig. »Das hört sich ganz so an, als ob ich einfach dastehen und alles hinnehmen soll. Kommt nicht infrage.«
Nun verwende ich eine Methode, die Richard Schwartz (2018) als *direkten Zugang* bezeichnet. Dabei spreche ich direkt zu Sams beschützendem Teil, ohne darauf zu warten, das sein Selbst mit diesem spricht. »Ich verstehe, warum Sie das so interpretieren. Deshalb will ich es noch einmal anders versuchen. **Ich schlage eine neue Kommunikationsweise vor, bei der Sie beide weniger impulsiv, weniger machtlos, weniger wütend und weniger unsichtbar sind.** Wie wäre es, wenn Ihr beschützender Teil nicht das Gefühl hat, er müsste Sie aus der Situation rausholen, sobald Sophie wütend wird? Und, Sophie, wie wäre es, wenn Ihr beschützender Teil nicht meinen würde, er müsste in die Luft gehen, wenn Sam nicht auf Sie reagiert? **Versuchen Sie doch bitte beide einmal, sich vorzustellen, dass man wichtige Probleme wirkungsvoller angehen kann, damit Sie solche schwierigen Gespräche tatsächlich führen können, statt sie zu vermeiden.«**
»Und wie sollen wir das anstellen?«, fragt Sophie.

THERAPEUTISCHE TIPPS

- **Achten Sie auf Ihre eigenen Teile und lernen Sie, wie Sie ihnen helfen können, sich zu lösen.**
- **Bringen Sie den beschützenden Teilen des Paares und Ihren eigenen Teilen Wärme und Mitgefühl entgegen, egal, wie diese sich darstellen.**
- **Verfangen Sie sich nicht im Inhalt der Interaktion, sondern beobachten Sie diese selbst.**

Zwar glaubt eine der beiden Personen oft, den Streit würde immer nur die andere anfangen, weshalb sie selbst keine andere Wahl hätte als zu reagieren, aber wir wissen, dass wir es mit einem Kreislauf zu tun haben, weshalb es nicht darauf ankommt, wer angefangen hat. Wenn Menschen von starken Emotionen ergriffen werden, fühlen sie sich gezwungen zu handeln, weil mit jeder Emotion automatisch ein Handlungsimpuls verbunden ist. Wir arbeiten daran, uns von Teilen mit starken Emotionen zu lösen, weil es langfristig entkräftend wirkt, emotionsgetrieben zu handeln. Die Fähigkeit, starke Emotionen zu regulieren, wirkt hingegen kräftigend. Sie entwickelt sich, wenn unser Selbst und seine Teile eine gute Beziehung zueinander haben. Obwohl ich Sophie und Sam noch nicht ausführlich erklärt habe, was es bedeutet, ein Selbst zu haben, habe ich gerade Fragen gestellt, durch die die Teile der beiden angeregt werden sollten, sich zu differenzieren und Raum für Selbst-Energie zu schaffen. Solche Fragen lauten etwa »**Wenn Sie die Wahl hätten, anders zu reagieren, was würden Sie dann tun?**« und »**Würde Ihnen das gefallen?**« Da Sam und Sophie jetzt neugierig darauf sind, wie sie anders miteinander umgehen könnten, sind sie ruhiger. Das bedeutet, dass sie mit Herz, Verstand und Körper offen dafür sind, eine Verbindung zueinander herzustellen. Bei ihrem kurzen, von einer gewissen Zärtlichkeit geprägten Austausch waren sie sich einig, dass sie tatsächlich anders aufeinander reagieren wollen. Wenn Sie einen solchen Moment bemerken, sollten Sie bremsen und etwas verweilen. Da Beziehungen immer aus Kreisläufen bestehen, ist es unser Ziel, positive Kreisläufe zu verstärken. Sobald wir einen solchen Kreislauf erkennen, legen wir eine Pause ein, um das zu tun. In den nächsten Kapiteln werden wir uns mit der Antwort auf Sophies Frage beschäftigen: »Und wie sollen wir das anstellen?«

Zusammenfassung

Den Kreislauf eines Paares aufzudecken, hat drei Zwecke. Erstens: Indem wir horizontal bleiben und zwischen den beiden hin und her wechseln, um ihre Dynamik zu erkunden, helfen wir ihnen zu erkennen, dass ihr Streitverhalten repetitiv, vorhersehbar und zyklisch ist. Zweitens wollen wir ihnen vermitteln, dass ihr Streit durch starke Gefühle verursacht wird. Indem wir ihn aufdecken, beruhigen die beiden sich, weshalb wir sie dabei unterstützen können, nach innen zu blicken, um die Hoffnungen und Befürchtungen ihrer beschützenden Teile zu verstehen. Drittens legen wir beiden nahe, darüber nachzudenken, wie sich ihre Interaktionen ändern würden, wenn sie weniger impulsiv und dafür überlegter reagieren würden. Im ganzen Verlauf ermutigen wir sie dazu, etwas anderes auszuprobieren als das, was sie normalerweise tun.

LEITFADEN ZUM AUFDECKEN VON KREISLÄUFEN (KANN GERNE KOPIERT UND VERWENDET WERDEN)

Einzelne Schritte:

Spiegeln Sie, was Sie wahrnehmen.

- Beschreiben Sie den Kreislauf der beiden.
- Führen Sie die Sprache der Teile ein.
- Führen Sie behutsam eine Kehrtwende ein:
  - *Wenn Ihre Partnerin/Ihr Partner so etwas sagt oder tut …*
  - *Was passiert dann in Ihrem Körper?*
  - *Was passiert in Ihrem Innern?*
  - *Was sagen Sie zu sich über sich selbst oder über Ihre Partnerin/Ihren Partner?*
  - *Was sagen Sie zu Ihrer Partnerin/Ihrem Partner oder was tun Sie?*
- Wenden Sie sich erst einer Person und dann der anderen zu, bis beide den Kreislauf erkennen.
- Erkunden Sie die Hoffnungen und Befürchtungen der beschützenden Teile.
  - *Was befürchten Sie, wenn Sie sich nicht so verhalten würden?*
  - *Was erhoffen Sie sich, indem Sie dieses Verhalten fortsetzen?*
- Benennen Sie den verbannten Teil, falls möglich.
- Machen Sie diesen Vorschlag:
  - *Haben Sie Interesse daran, sich weniger impulsiv zu verhalten und mehr Wahlmöglichkeiten zu haben, wie Sie reagieren, wenn Ihre Partnerin/Ihr Partner so etwas tut?*

TECHNIKEN, SICH VON EINEM TEIL ZU LÖSEN

Wir können dem Paar außerdem helfen, ihre Teile konkret darzustellen. Eine Verbildlichung fördert die Fähigkeit, sich von Teilen zu lösen.

Einige Möglichkeiten für die visuelle Darstellung:
- Zeichnen Sie die Teile auf eine Wandtafel oder ein Blatt Papier. Verdeutlichen Sie dabei die Beziehung zwischen den beschützenden und den verletzlichen Teilen.
- Verwenden Sie Figuren in einem Sandtablett.
- Verwenden Sie andere Gegenstände (Schals, Kissen, Kieselsteine usw.), die von dem Paar räumlich angeordnet werden können.

– 4 –

MUTIGE KOMMUNIKATION

In diesem Kapitel erforschen wir, wie Paare miteinander kommunizieren, und bieten Optionen an, ihre Gespräche zu verändern. Oft tritt bei einer oder bei beiden Personen eine zu starke Dysregulation auf, um noch effektiv sprechen oder zuhören zu können. Da es im Allgemeinen Empathie erzeugt, wenn man sich gemeinsam an Kindheitsverletzungen erinnert, unterstützen wir das Paar dabei, sich von seinen Teilen zu lösen und neugierig darauf zu werden, inwiefern das gegenwärtige Verhalten von Partnerin oder Partner mit der Vergangenheit zu tun hat. Erkennbar wird dabei werden, dass das gut oder weniger gut klappen kann. Wenn es nicht so gut klappt, müssen wir echte Freundlichkeit und Neugier aufbringen und zugleich eine feste Richtung vorgeben, um den beiden zu helfen, ihre Gefühle zu regulieren und füreinander präsent zu sein. Gelingt es ihnen, einen gemeinsamen Nenner zu finden, können sie mehr Liebe und Fürsorglichkeit ausdrücken, was wiederum ihre Fähigkeit fördert, geschickt miteinander zu kommunizieren.

Die Bedeutung der Kommunikation

Zuverlässige Ergebnisse der Bindungsforschung weisen darauf hin, dass wir als Menschen aufblühen, wenn wir Verbundenheit spüren. Eine *abgestimmte Kommunikation*, wie Siegel (2014) sie bezeichnet, ist der Kern einer sicheren Bindung. Sie bedeutet, dass die eine Person sich von der anderen *gefühlt fühlt*. Um das anders auszudrücken, könnte man sagen: Ich erlebe, dass du dich auf mich einstimmst und mir die Botschaft sendest: *Ich bin bei dir*. Wir können uns verbal oder nonverbal aufeinander einstimmen oder auf beide Weisen. Eine solche emphatische Kommunikation beeinflusst das Gehirn und strukturiert es um (Siegel 2014). Nachdem ich am Anfang der Behandlung die negativen Kreisläufe des Paares verfolgt und deren Vergeblichkeit aufgezeigt habe, stelle ich immer die Frage: »**Wenn ich Ihnen helfen könnte zu lernen, wie man anders miteinander kommuniziert, wären Sie daran interessiert?**« Weil die meisten Paare dringend Hilfe suchen, werden sie tatsächlich Interesse daran haben, ihren Kommunikationsstil zu ändern. An diesem Punkt fehlt ihrer Zustimmung jedoch eine feste Basis, und die beiden wissen noch nicht, wie viel Mut es braucht, jene Teile zurückzuhalten, die sich zumindest vorläufig zu Verhaltensweisen wie Angriff und Rückzug befugt fühlen. Egal, mit welchen Worten sich das Paar ausdrückt, und egal, welche Forderungen die beiden aneinander stellen, weiß ich, dass hinter dem Bedürfnis nach einer sofortigen Auswirkung der Therapie auf die Beziehung eigentlich diese Fragen stehen: *Hörst du mich? Bin ich bei dir sicher? Wirst du meine Bedürfnisse erfüllen?* Da die beschützenden Teile von vorneherein meinen, dass die Antwort darauf *Nein!* lauten wird, sind sie ständig auf der Hut davor, verlassen oder angegriffen zu werden. Daraus resultiert, dass sie ein Gefühl (wie *Ich werde angegriffen*) leicht als Tatsache missverstehen. Wir würdigen die drängende Sorge und die guten Absichten der beschützenden Teile, wenden jedoch zugleich verschiedene Taktiken an, ihnen zu helfen, sich zu lösen, damit das Paar eine breitere Perspektive einnehmen kann.

Lernen zu tun, was schwierig ist

In IFIO besteht ein Behandlungsziel darin, einen Unterschied zwischen *schwierig* und *verletzend* zu etablieren und dem Paar zu helfen, auf geschickte Weise das zu tun, was schwierig ist. Wir sind der Überzeugung, dass ein Paar fähig sein wird, schwierige Gespräche zu führen und seine Probleme zu lösen, sobald es lernt, gut mit potenziell verletzenden Interaktionen umzugehen.

Mutige Kommunikation

Innige Beziehungen erfordern eine gute Kommunikation, was letztlich bedeutet, so lange in einem von Meinungsverschiedenheiten geprägten Gespräch zu bleiben, dass beide Personen sich gehört und verstanden fühlen. Das heißt nicht, dass sie zu einer Einigung kommen. Viele therapeutisch unerfahrene Paare haben nur geringe Fähigkeiten, sich über ein Problem auszutauschen, bis beide sich vollständig gehört fühlen. Sie haben zum Beispiel Teile, die ungeschickt mit Meinungsverschiedenheiten umgehen, weil sie sich eine schnelle Problemlösung und ein Ende des Konflikts erhoffen. Andere Teile mischen sich ein, um das Gegenüber zum Schweigen zu bringen, oder sie geben scheinbar nach, um das Gespräch zu beenden. Solche Teile äußern Bitten, bei denen es sich eigentlich um beschämende und tadelnde Forderungen handelt wie etwa *Wenn du nur endlich…* oder *Wieso hörst du nicht einfach auf…* So etwas geht natürlich nach hinten los. In IFIO bringen wir dem Paar neue Möglichkeiten bei, Inhalte zu verarbeiten, was den Ausgang der Gespräche verändert.

Zu einer mutigen Kommunikation gehört es, sich auf verantwortungsvolle Weise zu öffnen. Dazu muss man das Risiko eingehen, private Dinge, Verletzlichkeiten und unangenehme Reaktionen preiszugeben, ohne sich selbst oder die andere Person zu kritisieren oder zu beschämen. Wir arbeiten darauf hin, dass das Paar genügend Vertrauen entwickelt, schwierige Gespräche ohne den Schutz von Teilen zu führen, die verletzen und verprellen. Diese große Aufgabe erfordert allerdings Zeit.

Je automatischer ein Paar aufeinander reagiert, desto weniger sind die beiden Individuen innerlich differenziert. Stark reaktive Paare brauchen daher erheblich mehr Unterstützung bei dem inneren Prozess, sich von ihren Teilen zu lösen. Um ihnen das zu vermitteln, bewegen wir uns zwischen der inneren und der äußeren Beziehung hin und her. Die Kehrtwende hilft beiden, differenzierte innere Beziehungen zu entwickeln, während die Rückkehr zur Beziehung ihnen beibringt, *für* ihre Teile zu sprechen statt *aus den Teilen heraus*. Danach sind sie besser in der Lage, mit Offenheit, Interesse und Mitgefühl vom Selbst aus zuzuhören. Mit der Zeit hilft ihnen dieses geschicktere Verhalten dabei, ruhig auf Konflikte und Verwerfungen zu reagieren, wenn diese auftreten.

THERAPEUTISCHE TIPPS

- **Durch die Kehrtwende entstehen differenzierte innere Beziehungen.**
- **Bei der Rückkehr zur Beziehung sprechen die beiden für ihre Teile statt aus diesen heraus.**
- **Vom Selbst aus zuzuhören, zeichnet sich durch Offenheit, Interesse und Mitgefühl aus.**

Meine Methode der mutigen Kommunikation basiert zumindest teilweise auf der in den 1980er-Jahren von Harville Hendrix entwickelten Imago-Therapie. Ziel des Imago-Dialogs ist es, Sicherheit zu schaffen und die Verletzungen aus der Kindheit zu erkennen, die unter der problematischen interpersonellen Dynamik verborgen sind. Einige dieser Techniken habe ich übernommen, aber mein Ansatz ist klar darauf ausgerichtet, die Teile vom Selbst zu differenzieren und diese innere Beziehung zu kultivieren. Das wiederum unterstützt eine gesunde äußere Differenzierung und Bindung. Zusätzlich vermitteln wir klassische beziehungstherapeutische

Techniken wie Spiegeln und Würdigen, sowohl im Umgang mit den eigenen Teilen als auch mit der anderen Person. Dadurch können wir Teile identifizieren, die in Gefahr sind, sich durch den Therapieprozess genötigt, ausgeschlossen, ignoriert oder beschämt zu fühlen. Das sind genau die Teile, die zu einem späteren Zeitpunkt der Behandlung oder nach Ende einer Sitzung Probleme verursachen.

GUT ZUHÖREN KÖNNEN: TIPPS FÜR DAS PAAR

- **Hören Sie sich an, was Ihr Partner oder Ihre Partnerin erlebt, bevor Sie entscheiden, was wahr ist, und bevor Sie reagieren.**
- **Hören Sie sich an, welche Wirkung Sie auf Partner oder Partnerin haben, ohne zu widersprechen oder sich selbst anzugreifen.**

Beim Zuhören unterstützen

Da wir alle mehr Raum dafür haben, unser Verhalten unvoreingenommen einzuschätzen, wenn wir in der Lage sind, uns von unseren Teilen zu lösen und *für* sie zu sprechen (Schwartz 2019), vermitteln wir dem Paar, wie man gut zuhören kann. Dazu gehört, sich erst einmal die Erfahrungen der anderen Person anzuhören, ohne darauf zu reagieren, bevor man überlegt, was man für wahr hält. Anhören muss man sich auch, welche Wirkung man auf Partner oder Partnerin hat, ohne dabei zu widersprechen oder in Selbstkritik zu verfallen. Der folgende Dialog veranschaulicht, wie wir einem Paar helfen können, für seine Teile zu sprechen und mit Interesse zuzuhören, statt schlecht zu kommunizieren und sich misszuverstehen.

Seamus und Lori

»Ich komme mit deiner Unordnung und deiner Undiszipliniertheit einfach nicht zurecht«, sagt Seamus zu Lori.
»Dann solltest du lernen, lockerzulassen«, erwidert Lori. »Du bist regelrecht zwanghaft.«
»Sehen Sie? Lori hört mir nie zu. So läuft es immer. Wenn ich sie um etwas bitte, behauptet sie, ich wäre gestört. Das habe ich dermaßen satt!« Seamus stößt einen tiefen Seufzer aus und sieht mich an.
Die Bitte, gehört zu werden, oder die Klage darüber, man werde nicht gehört, weist darauf hin, dass das Paar nicht geschickt miteinander kommuniziert. Das ist eine Gelegenheit, ihm neue Ideen vorzuschlagen, wie man sprechen und zuhören kann.
»Hört sich ganz so an, als würde es mit der nötigen Kommunikation zwischen Ihnen beiden nicht gut klappen, nicht wahr?«, frage ich rhetorisch.
»Ich fühle mich einfach nicht gehört«, sagt Seamus.
»Ich auch nicht!«, faucht Lori.
»Wenn Sie versuchen, miteinander zu kommunizieren, werden Sie also beide nur wütend und gehen in die Defensive, ja?«
Beide nicken.
»Was wäre, wenn es eine andere Option gäbe?«, frage ich. »Was wäre, wenn Sie, Seamus, nicht den Eindruck hätten, Sie müssten wütend werden, damit Lori Sie anhört? Und was wäre, wenn Sie, Lori, nicht das Gefühl hätten, Sie müssten sich verteidigen? Wären Sie an so etwas interessiert? **Anders gesagt, was wäre, wenn hier in diesem Raum etwas passieren könnte, was es Ihnen ermöglichen würde, über Ihre Bedürfnisse zu sprechen, ohne übereinander herzufallen?«**
»Ja, natürlich hätte ich Interesse daran«, sagt Lori.
Seamus nickt, blickt jedoch skeptisch und erschöpft drein.

THERAPEUTISCHE TIPPS

- Manchen Menschen fällt es schwer, sich von ihren Teilen zu lösen, wenn sie diese neue Methode zu sprechen und zuzuhören kennenlernen.
- Würdigen Sie häufig und bleiben Sie immer bereit, Unterstützung zu bieten. Wenn eine der beiden Personen nicht mit Freundlichkeit und Verständnis reagieren kann, können Sie als Beispiel für Empathie und Einfühlungsvermögen dienen.

Zuhören lernen

Zuhören, ohne eine Antwort zu formulieren, während jemand anders spricht, ist eine Kunst. Bei einem Paar, das automatisch aufeinander reagiert, sind beide wahrscheinlich eher mit ihrem inneren Gespräch beschäftigt als damit, einem äußeren zuzuhören. Da die Rückmeldung der anderen Person eine besondere Herausforderung darstellt, nehmen wir uns genügend Zeit, dem Paar zu vermitteln, wie man gut zuhört. Wir unterstützen die Person, die diese Rolle übernimmt, darin, zugänglich zu sein, indem sie sich von ihren emsigen beschützenden Teilen löst.

»**Wer will zuerst sprechen und wer will zuhören?**«, frage ich.

»Da Seamus gerade offensichtlich derart sauer auf mich ist«, sagt Lori, »höre ich lieber zu.«

Sobald die Entscheidung gefallen ist, erkläre ich die Rolle beim Zuhören: **»Zuhören ist vielleicht schwerer als sprechen, weil durch negative Aussagen beschützende Teile ausgelöst werden. Falls das passiert, gebe ich gerne Hilfestellung. Wenn jemand anders unzufrieden mit uns ist, gibt es nicht nur die Option, anzugreifen oder sich zu unterwerfen. Bitte denken Sie immer daran, dass Sie hören, wie Ihr Gegenüber Sie erlebt, und nicht, wie Sie in Wahrheit sind. Dabei werde ich Sie unterstützen.«**

WIE DIE ROLLE DES ZUHÖRENS VERMITTELT WIRD

- Es ist potenziell schwerer zuzuhören als zu sprechen, weil durch negative Aussagen beschützende Teile ausgelöst werden. Falls es dazu kommt, bin ich da und kann helfen.
- Wenn jemand anders unzufrieden mit uns ist, können wir nicht nur angreifen oder uns unterwerfen. Denken Sie immer daran, dass Sie hören, wie jemand Sie erlebt, und nicht, wie Sie in Wahrheit sind. Dabei werde ich Sie unterstützen.

»Seamus«, fahre ich fort, **»während ich Lori erkläre, wie sie Ihnen zuhören soll, möchte ich Sie bitten, in sich hineinzuspüren, was Ihre** *Absicht* **ist. Was wollen Sie Lori mitteilen?«**
Dann wende ich mich wieder an Lori. **»Es ist nicht immer leicht zuzuhören, und ich freue mich, dass Sie dazu bereit sind. Spüren Sie jetzt bitte in den Körper hinein, besonders in die Herzgegend, und stellen Sie fest, ob es irgendwelche Teile gibt, die es problematisch finden, dass Sie Seamus zuhören.«**
Hier geht es um Teile, die fügsam oder wütend sind, sich kontrolliert fühlen oder Angst haben, etwas zu sagen. Wenn eine solche Erkundung behutsam und respektvoll durchgeführt wird, bringt sie diese Teile nach meiner Erfahrung dazu, sich zu melden, sich zu lösen und am Prozess teilzunehmen. Besonders wichtig ist das bei Teilen, die vor Beschämung schützen, weil sie unablässig wachsam sind. Wenn wir gleich am Anfang dafür sorgen, dass sie sich lösen, müssen wir den Prozess nicht immer wieder unterbrechen und der zuhörenden Person helfen, von ihnen gelöst zu bleiben.

BEIM ZUHÖREN UND SPRECHEN INNERLICH ACHTSAM SEIN

- Hinweis für die sprechende Person:
- Während ich Lori erkläre, wie sie Ihnen zuhören soll, möchte ich Sie bitten, in sich hineinzuspüren, was Ihre Absicht ist. Was soll Lori verstehen?
- Hinweis für die zuhörende Person:
- Spüren Sie in den Körper hinein, besonders in die Herzgegend, und stellen Sie fest, ob es irgendwelche Teile gibt, die es problematisch finden, dass Sie Seamus zuhören.

»Ich versuche es mal, solange er mich nicht angreift«, sagt Lori.
»Hört sich an, als hätten Sie einen Teil, der Angst davor hat, sich angegriffen zu fühlen«, sage ich.
»Und ob!«, sagt Lori. »Schließlich ist das die Art und Weise, wie Seamus mit mir kommuniziert!«
»Ich werde Sie beide unterstützen, verantwortungsvoll miteinander zu sprechen, und ich werde Angriffe verhindern. Falls es Ihnen oder Seamus schwer fällt zu sprechen oder zuzuhören, ohne anzugreifen, zu beschämen oder dichtzumachen, greife ich ein, und dann machen wir eine Pause, damit ich Ihnen helfen kann.«
»Das ist gut«, sagt Lori.
»Wenn Sie in den Körper hineinspüren, werden Sie wahrnehmen, wie offen Sie gerade für Ihre Teile und für Seamus sind. Sind in Ihrer Herzgegend oder im Bauch jetzt irgendwelche aufgewühlten Teile spürbar?«
»Nein, alles gut.«
»Noch etwas«, sage ich. **»Denken Sie immer daran, dass Seamus jetzt sagt, wie er Sie erlebt, und nicht, wie Sie in Wirklichkeit sind. Wenn Sie das, was er zu sagen hat, als Information über ihn annehmen können**

und nicht als die Wahrheit über Sie und Ihre Teile, hören Sie vielleicht Dinge, die Sie noch nicht wissen.«

»In Ordnung«, sagt Lori. »Zuhören kann ich.«

»Wunderbar.« Ich wende mich Seamus zu. »Was haben Sie wahrgenommen, als ich gerade mit Lori gesprochen habe?«

»Ich fühle mich ein bisschen unter Druck gesetzt«, sagt Seamus. Beschützende Teile leisten eventuell Widerstand dagegen, diese Form von Sprechen und Zuhören auszuprobieren, weil eine genaue, achtsame Wahrnehmung von Absicht und Redeweise ihnen die Führungsrolle wegnimmt. Ein mit uns verschmolzener Teil kann dabei empfinden, dass er zu viel Macht verliert.

»Das verstehe ich«, sage ich zu Seamus. »Schließlich bitte ich Sie, etwas auszuprobieren, was nicht ganz leicht fällt. **Aber wenn Sie bereit sind, es zu üben, vor allem hier bei mir, können Ihre beschützenden Teile lernen, sich auf Sie zu verlassen und sich zu entspannen, damit die Gespräche zwischen Ihnen beiden in Zukunft anders laufen. Es geht darum zu üben, achtsam zu sprechen und zuzuhören, bis sich das ganz natürlich und intuitiv anfühlt.«**

»Okay«, sagt Seamus. »Ich versuch's.«

»Konnten Sie darüber nachdenken, was Sie Lori mitteilen wollen?«, frage ich ihn.

»Ja.«

»Können Sie den Teil, für den Sie sprechen werden, jetzt in oder um Ihren Körper herum spüren?«, frage ich.

»Kann ich«, sagt er.

»Und damit Lori es leichter beim Zuhören hat, bitte ich Sie, *für* diesen Teil zu sprechen statt *aus ihm heraus*.«

THERAPEUTISCHE TIPPS

Denken Sie immer daran:

- Das Paar ist ein System aus zwei Individuen, die beide verletzte Teile und ein Selbst haben, das heil, ganz und unbelastet ist.
- Auch Sie haben ein Selbst, das heil, ganz und unbelastet ist.
- Während Sie sich den beiden abwechselnd zuwenden und ihnen helfen, sich von ihren Teilen zu lösen, achten Sie bitte auf Ihren eigenen Körper und fragen Sie sich:
  - *Wie weit habe ich mich selbst gerade von meinen Teilen gelöst?*

»Komisch«, sagt Seamus, »während Sie mit Lori gesprochen haben, hatte ich Zeit, über etwas nachzudenken.«

»Und worüber?«, frage ich, weil er offenbar in der Lage war, sich von einem Teil zu lösen, während er uns zugehört hat.

»An dem Durcheinander, das bei uns zu Hause herrscht, ist etwas, was einen Teil von mir unheimlich aufregt. Ich glaube, dieser Teil ist schon durch meinen Arbeitstag total geschafft, und dann finde ich abends nirgendwo einen friedlichen Ort – nicht in mir selbst, nicht im Haus und nicht bei Lori.«

»Und was passiert dann?«

»Dann gebe ich ihr die Schuld.« Er sieht Lori an. »Ich glaube, nach all den Jahren solltest du darüber eigentlich Bescheid wissen.«

»Was ist denn so schwer daran, ihr zu sagen, wie es Ihnen geht, wenn Sie nach Hause kommen?«, frage ich, aber noch bevor er antworten kann, wende ich mich an Lori und sage: »Ich möchte Sie bitten, zusammen mit mir einfach interessiert zu bleiben und sich anzuhören, was Seamus antwortet.«

Nach einer langen Pause sagt er: »Es ist mir peinlich.«

»Seamus, dieser Teil von Ihnen, dem es peinlich ist, Lori zu sagen, wie es Ihnen geht – was findet der denn so peinlich?«

Wieder schweigt Seamus einen Moment, dann sagt er leise: »Ich glaube, es geht darum, dass ich mich überfordert fühle und Hilfe brauche.«

Von diesem plötzlichen Auftauchen von Verletzlichkeit sind Seamus und Lori überrascht – ich hingegen nicht. Wenn unsere beschützenden Teile mit Respekt behandelt statt als unwillkommene Eindringlinge betrachtet werden, entspannen sie sich manchmal unvermutet und lassen zu, dass die Wahrheit der Verbannten, die sich beschämt und verletzlich fühlen, zum Vorschein kommt (Schwartz 2018).

»Können Sie jetzt für den Teil, dem das so peinlich ist, sprechen?«, frage ich Seamus.

Er sieht Lori an. »Tja, als Kind habe ich schnell gelernt, dass es sinnlos war, um irgendwas zu bitten. Es hört sich vielleicht komisch an, aber ich glaube, mir ist nie in den Sinn gekommen, dass ich kriegen könnte, was ich brauche, indem ich dich darum bitte.«

Wird auf eine solche Offenbarung nicht mit Verständnis, Spiegeln oder Anerkennung reagiert, führt das zu Beschämung und kann eine Schutzreaktion hervorrufen (Siegel 2009). Deshalb bin ich mir der Risiken des Augenblicks sehr bewusst, als ich zu Lori hinüberblicke. Sie sieht Seamus aufmerksam an.

»Was haben Sie gerade gehört?«, frage ich sie.

»Klingt ganz so, als wärst du total gestresst, Seamus«, sagt sie. »Und wenn ich ein derartiges Durcheinander hinterlasse, machte es das für dich noch schlimmer.« Er nickt. »Ich weiß, es ist schwer für dich, mich um etwas zu bitten, und ich weiß auch, dass du aus einer Familie mit vielen Machos kommst. Aber ich fühle mich dir näher, wenn du mir einfach sagt, was du brauchst.«

Da Seamus bereit war, für seine verletzlichen Gefühle zu sprechen, hat Lori sich nicht angegriffen gefühlt, und dadurch konnten ihre beschützenden Teile aufhören, ihren zu Unordnung neigenden Teil zu verteidigen. Stattdessen hat sie Empathie und Interesse für das empfunden, was Seamus erlebt, und sie hat auf sein Bedürfnis reagiert.

»Wie fühlen Sie sich, wenn Sie das hören?«, frage ich ihn.

»Erleichtert«, sagt er.

»Und Sie?«, frage ich Lori.

»Ich liebe Seamus«, sagt sie einfach.

»Gibt es noch etwas, was Sie sagen wollen, bevor wir für heute aufhören?«

»Seamus«, sagt Lori, »wenn du es schaffst, mich um Hilfe zu bitten, statt mich zu kritisieren, weil ich unordentlich bin, kann ich bestimmt wesentlich weniger impulsiv reagieren.«

»Wenn das bloß nicht so schwer wäre«, sagt Seamus. »Es ist wirklich schwer für mich.«

»Das ist völlig verständlich«, mische ich mich ein. »Vor allem, wenn Sie Teile haben, die meinen, es wäre sinnlos, um Hilfe zu bitten. Dann machen wir jetzt für heute mit dem Bewusstsein Schluss, dass wir noch wesentlich mehr zu erforschen haben – und wir werden uns Zeit nehmen, das zu tun.«

So leicht ist es nicht immer

Weil Lori und Seamus interessiert aneinander waren, konnten sie mit meiner Hilfe etwas Neues versuchen. Das ist nicht immer der Fall. Manche Paare sind überfordert, wodurch ihre beschützenden Teile auf gewaltsame Taktiken wie Beschämung, Beschuldigung und Manipulation zurückgreifen. Im Lauf der Zeit habe ich begriffen, dass es die Aufgabe von beschützenden Teilen ist, sich auf das Gegenüber zu konzentrieren, weil die Interaktion mit diesem Gefühle hervorruft, die nur zu sehr an eine schmerzhafte Vergangenheit erinnern. Deshalb bedarf es unter Umständen vieler Versuche, bis das Paar sich innerlich sicher genug fühlt, einander zuzuhören. Die Grundlage für eine solche Arbeit ist langfristige Geduld und Ausdauer von therapeutischer Seite (Schwartz 2018). In dem folgenden Dialog wird erkennbar, wie beharrliches Mitgefühl stark reaktiven Teilen hilft, dem therapeutischen Prozess allmählich zu vertrauen.

Luke und Adrienne

»Jedes Mal, wenn wir versuchen, ein solches Gespräch zu führen, fällt mir auf, dass Sie sich beide schnell aufregen und überfordert fühlen«, sage ich. »Deshalb möchte ich heute Abend gerne anders anfangen, und zwar damit, dass Sie sich einen Moment Zeit nehmen, tief zu atmen... Spüren Sie jetzt in Ihren Körper hinein. Fühlt er sich angespannt, nervös, eng an? Oder sind Sie entspannt und offen? Was hören Sie sich sagen? Gibt es Teile, die dringend gehört werden wollen oder die am liebsten hier raus wollen?«

Diese Fragen führen auf eine Kehrwende hin, indem sie Luke und Adrienne dazu bringen, den körperlichen und mentalen Zustand wahrzunehmen, der von den mit ihnen verschmolzenen Teilen verursacht wird. Sobald sie das tun, können sie sich langsam von diesen Teilen lösen. »Bitte sagen Sie erst einmal nichts, bis Sie beide zumindest ein bisschen Verbindung zu sich selbst aufgenommen haben«, sage ich. »Nehmen Sie Ihre Teile wahr. Wer will gehört werden? Was muss in Ihrem Innern geschehen, damit Ihre Teile Ihnen heute vertrauen können?«

Luke ist in der Lage, kurz seine Augen zu schließen, was etwas Neues ist. Adrienne schließt ebenfalls die Augen, atmet langsamer und wirkt entspannt. Dieser Anfang hat den beiden also geholfen, sich zu zentrieren (und er hat auch meinen eigenen Teilen geholfen, die erwartet haben, dass die beiden einander und wahrscheinlich auch mich attackieren würden). Angesichts der starken Dysregulation und Beschämung reicht das jedoch nicht aus, und wie wir gleich sehen werden, sind beide nicht in der Lage, von ihren Teilen gelöst zu bleiben.

»Wer möchte anfangen?«, frage ich.

»Das kann ich machen«, sagt Adrienne.

Nachdem ich Luke aufs Zuhören vorbereitet und ihm versichert habe, dass ich zu seiner Unterstützung da bin, sage ich zu Adrienne: »Bevor Sie wahrnehmen, was Sie sagen wollen, möchte ich Sie daran erinnern, *für* Ihre Teile zu sprechen und nicht *aus den Teilen heraus*.«

»Ich versuch's«, sagt sie und nickt. Dann wendet sie sich Luke zu. »Wie du weißt, habe ich massenhaft Gefühle, was diese Sache angeht.«

»Das ist mir klar«, sagt Luke.

»Ich rege mich total schnell auf.« Sie holt tief Luft. »In mir hat sich eine Menge Groll angestaut.« Wieder holt sie Luft.

»Wollen diese Teile, dass Sie für sie noch etwas anderes sagen?«, frage ich, um ihre Teile behutsam dazu zu bringen, von ihr gelöst zu bleiben.

»Was ziehst du da eigentlich schon wieder für eine Schnute, Luke?«, blafft Adrienne. »Ich weiß schon, dass du mir nicht zuhörst! Sehen Sie«, fährt sie an mich gewendet fort, »er wird mir doch nie zuhören.« Sie sieht wieder Luke an und hebt die Stimme. »Du interessiert dich eindeutig weder für mich noch dafür, dieses Gespräch zu führen!«

Ich werfe einen kurzen Blick auf Luke, der erschrocken dreinschaut. Bevor er etwas erwidern kann, wende ich mich Adrienne zu und frage: »Was ist da gerade passiert?«

Wichtig ist, dass ich frage *Was ist da passiert?* und nicht *Was tun Sie da?* oder *Wie fühlen Sie sich jetzt?* Nach meiner Erfahrung bremst die Frage danach, was passiert ist, nämlich einen aggressiven beschützenden Teil, ohne ihn zu verurteilen. Außerdem lenkt es seine Aufmerksamkeit vom Gegenüber ab.

Adrienne sieht mich an. »Ich habe lange genug den Mund gehalten. Da werde ich mir von Ihnen jetzt nichts sagen lassen! Ich weiß doch, wenn Luke einfach dichtmacht. Da kenne ich ihn nur zu gut!«

Meine Reaktion demonstriert die vier Schritte, die ich bei aggressiven Teilen verwende. Ich **validiere** die Wut des beschützenden Teils, ich **konfrontiere** ihn freundlich, aber bestimmt mit seinem Verhalten, ich **warne** ihn vor unerwünschten Konsequenzen und **biete ihm Alternativen an**, darunter meine Hilfe. Um mit dem wütenden Teil von Adrienne zu sprechen, verwende ich den direkten Zugang zu ihm.

»Ich verstehe, dass Sie gehört werden wollen und müssen. Es leuchtet mir völlig ein, dass Sie wütend sind. (*Validierung)* Allerdings« – ich mache bewusst eine Pause und sehe Adrienne in die Augen – **»werden Sie nicht bekommen, was Sie wollen, wenn Sie so kommunizieren.«** (*Konfrontation)* Das Gesicht von Adrienne entspannt sich leicht, worauf ich fortfahre: **»Wenn Sie Luke beschämen, hat er keine andere Wahl, als Ihnen nicht mehr zuzuhören und dichtzumachen.«** *(Warnung vor* *unerwünschten Konsequenzen)* Ich werfe einen Blick auf Luke, der nickt. Adrienne holt tief Luft. Sie lässt die Schultern sinken; ihre Kiefermuskeln entspannen sich. Daran ist zu erkennen, dass ihr wütender Teil nachgibt.

»Mir ist völlig klar«, fahre ich fort, »dass das, was Sie zu sagen haben, und das, was sich dahinter verbirgt, wichtig ist. Darf ich Sie dabei unterstützen, so mit Luke zu sprechen, dass er eher in der Lage ist, Ihnen zuzuhören und Sie zu verstehen?« (*Angebot einer Alternative*)

VIER SCHRITTE ZUM UMGANG MIT EINEM AGGRESSIVEN BESCHÜTZENDEN TEIL

- Würdigen Sie seine Wut.
- Konfrontieren Sie ihn freundlich, aber bestimmt mit seinem Verhalten.
- Weisen Sie auf unvermeidliche unerwünschte Folgen hin.
- Bieten Sie Alternativen an, darunter Ihre Unterstützung.

»Danke, dass Sie sagen, es leuchtet Ihnen ein, dass ich wütend bin«, sagt Adrienne. »Ich will Ihre Hilfe gerne annehmen, aber es ist mein Recht, bestimmte Gefühle zu haben.«

»Auf jeden Fall«, sage ich, um ihren wütenden Teil erneut zu würdigen.

»Wenn ich *für* meine Gefühle spreche, schwäche ich sie damit nur ab«, beklagt sich ihr wütender Teil. »Das ist absolut nicht authentisch.«

Viele Menschen haben beschützende Teile, die glauben, Wut könne nur authentisch sein, wenn sie mit Aggressivität ausgedrückt wird; außerdem glauben sie, nur Aggression könne etwas bewirken. Diese Überzeugungen stelle ich wieder und wieder infrage.

»Das sehe ich anders«, sage ich. »Ich glaube, Authentizität drückt sich am besten aus, wenn Sie stark und klar sind. Für Ihre Teile zu sprechen, ist eine gute Möglichkeit, selbstbewusst, stark und klar zu sein. Wären Sie bereit, das mit meiner Hilfe mal zu versuchen?«
Adrienne nickt, wenn auch zögerlich, als hätte sie innere Widerstände.
Ich wende mich Luke zu. »Was haben Sie wahrgenommen, als Sie gerade zugehört haben?«, frage ich.
»Ich habe bemerkt, dass Adrienne starke Gefühle hat«, erwidert er ruhig.
»Können wir noch einmal von vorne anfangen?«, frage ich.
Bei manchen Paaren brauchen wir unglaublich viel Geduld und Entschlossenheit, um auf Kurs zu bleiben. Außerdem müssen wir Vertrauen darin haben, dass die Selbst-Energie zum Vorschein kommt und eine andere Gesprächsweise ermöglicht, sobald die Teile sich gelöst haben.

WAS EINE MUTIGE KOMMUNIKATION BEWIRKT

- Sie fördert das Lösen von den Teilen und die neuronale Regulation.
- Sie unterstützt das Paar dabei, sich ungefährdet nicht mehr dem Inhalt seiner Konflikte, sondern dem Therapieprozess zuzuwenden.
- Sie hilft dem beschützenden System, darauf zu vertrauen, dass eine andere Kommunikationsweise erleichternd und befreiend wirken kann.
- Sie lädt verletzliche Teile dazu ein, gesehen und gehört zu werden.

Wie wir dem Paar helfen können, gut über heikle Themen zu kommunizieren

Die hier vorgestellten Methoden können dazu verwendet werden, eine klare, respektvolle Kommunikation zu fördern, wenn von beschützenden Teilen gelenkte Paare heikle, empfindliche Dinge zu besprechen haben. Zum Beispiel demonstriert der nächste Fall, wie ich mit unterschiedlichem sexuellen Verlangen umgehe, eines der vielen Themen zur Sexualität, mit denen ein Paar konfrontiert sein kann. Bevor wir uns damit beschäftigen, eine wichtige Warnung: Die Sexualität stellt ein breites, komplexes Thema dar. Je nach vorhandenen Problemen schicke ich das Paar zusätzlich zur Sexualtherapie oder berate mich selbst mit einer Sexualtherapeutin oder einem -therapeuten. Dafür kann es unter anderem folgende Gründe geben: physiologische Ursachen, die eine sexuelle Dysfunktion hervorrufen, Orgasmusmangel, Erektions- oder Ejakulationsschwierigkeiten, Vaginismus sowie chronische Erkrankungen oder Schmerzen. Abgesehen davon ist die Sexualität oft ein entscheidender Aspekt der Paartherapie. Dennoch sind selbst Paare, die gekommen sind, weil sie sich in ihrer sexuellen Beziehung hilflos und entmutigt fühlen, eventuell nicht bereit, ohne entsprechende Unterstützung darüber zu sprechen. Und selbst wenn sie dazu bereit sein sollten, sind sie im Allgemeinen nicht darauf vorbereitet, schwierige oder heikle Gespräche darüber zu führen, ohne sich gegenseitig zu verletzen. Noch bevor ich erforsche, was die beiden wollen und brauchen und ob ihre Probleme im Rahmen meiner Kompetenz liegen, ist es daher mein erstes Ziel, ihnen zu helfen, darüber zu sprechen, wie es ist, sich über Sexualität zu unterhalten. Dabei beobachte ich ihre Körpersprache und die Qualität des Gesprächsflusses, um herauszubekommen, ob das Paar respektvoll zuhören und sprechen kann. Falls ja, gehe ich zum nächsten Schritt über. Falls nicht, nehme ich mir Zeit zu verstehen, worum es ihnen bei ihrer Sexualität geht, schiebe die Arbeit daran jedoch auf, bis die beiden fähig sind, geschickter miteinander zu kommunizieren.

THERAPEUTISCHE TIPPS

Wenn ein Paar sich nicht genügend emotional regulieren oder von seinen Teilen lösen kann, um ein respektvolles Gespräch zu führen, müssen wir erst einmal an seinen Kommunikationsfähigkeiten arbeiten, bevor wir uns mit den sexuellen Problemen beschäftigen.
Kommt es schließlich zu einem Gespräch über Sexualität, können wir die Gefühle unserer eigenen Teile als Ausgangspunkt nutzen, um den beiden zu helfen, sich bei diesem Thema wohlzufühlen.
Fragen Sie sich zu diesem Zweck:

- Welche meiner Gedanken und Überzeugungen zum Thema Sexualität könnten hinderlich dabei wirken, offen zu sein und vom Selbst geführt zu werden?
- Wenn meine Teile im Zusammenhang mit meiner Sexualität aktiviert werden, was brauchen sie dann von mir?

Das Paar, um das es als Nächstes geht, Elizabeth und Jonathan, ist zu mir gekommen, weil es kurz davor steht, sich probeweise zu trennen. Die beiden haben keine Kinder, sie streiten häufig und haben daraus geschlossen, dass sie sich allmählich auseinanderleben. Bei der ersten Sitzung wollten sie dabei unterstützt werden zu verstehen, was mit ihrer sexuellen Beziehung geschehen ist. Nachdem wir uns mehrere Sitzungen mit ihrer harschen Interaktionsweise beschäftigt haben, kommen wir nun wieder auf ihre Sexualität zu sprechen.

Elizabeth und Jonathan

»**Wie ist es denn so, dieses Thema mit mir und miteinander anzugehen?**«, frage ich, wobei ich beide ansehe.
»Ich fühle mich unwohl«, sagt Jonathan.
»Danke, dass Sie das ausdrücken«, sage ich.
»Allerdings«, fährt er fort, »brauchen wir Hilfe.«
Elizabeth nickt.

»Können Sie mir sagen, was Ihnen Sorgen macht?«, frage ich.
»Es sind einfach unterschiedliche Bedürfnisse, glaube ich«, sagte Elizabeth. »Wir sind nicht mehr auf derselben Wellenlänge, wie wir es früher waren.«
»Was bedeutet, dass ich öfter Sex haben will als sie«, sagt Jonathan.
»Ich mag es nicht, unter Druck gesetzt zu werden«, sagt Elizabeth.
Jonathan zuckt die Achseln, als wollte er sagen: *Na bitte!*
»Das ist also eindeutig wichtig, und wir werden darauf zu sprechen kommen«, sage ich. **»Aber mit Ihrer Erlaubnis will ich einen Blick zurückwerfen und erforschen, wie Sie zum Thema Geschlechterrollen und Sexualität im Allgemeinen stehen** *(siehe Fragen an das Paar zum Thema Sexualität weiter unten)*. **Das können wir alle drei gemeinsam tun. Aber wenn es einem von Ihnen oder Ihnen beiden lieber ist, können Sie auch einzeln zu mir kommen.«**
»Es wird zwar nicht gerade leichter sein, aber wenn wir darüber sprechen, ist es – glaube ich – besser, wenn wir es gemeinsam tun«, sagt Elizabeth.
»Das denke ich auch«, sagt Jonathan.

FRAGEN AN DAS PAAR ZUM THEMA SEXUALITÄT

1. Wann und von wem haben Sie zuerst etwas über Sex erfahren? Wie alt waren Sie da?
2. Wie alt waren Sie, als Sie sexuelles Interesse entwickelt haben?
3. Wurden Sie irgendwann einmal beschämt, was Ihre Sexualität oder Ihren Körper betrifft?
4. Welche Botschaften über Sex, Ihren Körper und den Körper beider Geschlechter haben Sie von Ihren Eltern oder anderen Erwachsenen in Ihrem Leben empfangen?
5. Welche Botschaften darüber haben Sie von Geschwistern und Gleichaltrigen empfangen?
6. Welche Überzeugungen über Sex im Allgemeinen und über Ihren Körper im Besonderen haben Sie daraufhin gebildet?
7. Welche Polarisierungen bestehen in Ihnen jetzt, was Sex angeht?
8. Wie leicht oder schwer fällt es Ihnen, miteinander über Sex zu sprechen?
   a) Haben Sie Teile, die Sie davon abhalten, über Sex zu sprechen?
   b) Falls ja, worüber sind diese Teile besorgt?
   c) Was würden diese Teile von Ihnen brauchen, um sich wohlzufühlen?
9. Gibt es bestimmte Aspekte zum Thema Sex, bei denen Ihre Teile sich unwohl fühlen?
   a) Falls ja, was sind das für Aspekte?

(Für die Formulierung dieser Fragen danke ich der IFIO Ausbilderin Nancy Wonder.)

Viele von uns bringen aus der Kindheit bestimmte Teile mit, die unterschiedliche Überzeugungen und Gefühle hinsichtlich Sexualität und Geschlechterrollen haben. Deshalb stelle ich anfangs oft die Frage, ob das Paar irgendwelche innere Polarisierungen in diesem Bereich wahrnimmt (Frage 7 oben).

»**Wären Sie erst einmal bereit, Ihre Gefühle und Überzeugungen zu Geschlechterrollen und Sexualität zu erforschen?**«, frage ich. Dann gebe ich beiden ein Blatt Papier mit den obigen Fragen und fordere sie auf: »Denken Sie bitte darüber nach und notieren Sie die Antworten.« Sobald beide genügend Zeit hatten, das zu tun, frage ich sie, ob sie bereit seien, mit der in diesem Kapitel beschriebenen Methode auf geschickte Weise zu sprechen und zuzuhören.

Nachdem beide zugestimmt haben, fängt Jonathan an: »Also, ich habe den folgenden Eindruck: Heutzutage wollen die Frauen, dass wir Männer eine empfindsame weibliche Seite, aber insgeheim auch einen Cowboy in der Westentasche haben. Das finde ich verwirrend.«

»Das heißt, Sie nehmen widersprüchliche Botschaften zu Ihrer Rolle als Mann wahr, ja?« sagte ich. Dann sehe ich Elizabeth an. »Schaffen Sie es zuzuhören?«

»Und ob«, sagt sie. »Das interessiert mich. Dieser Cowboy ist ein wohlgehütetes Geheimnis!«

»Tatsächlich?«, sagt Jonathan. »Würdest du etwa zustimmen, dass du mich zugleich stark und sexy, aber auch empfindsam haben willst?«

»Klar«, sagt Elizabeth. »Wieso nicht?«

»Na hör mal! Wenn ich entschieden auftrete, tust du so, als ob ich versuchen würde, dich zu bevormunden.«

»Hmmm«, macht Elizabeth.

»Was kommt da bei Ihnen an?«, frage ich.

»Ich verstehe ihn schon. Offenbar hat er das ganze Leben lang widersprüchliche Botschaften gehört, und jetzt ist mir klar, dass die auch von mir kommen. Aber ich finde, dass er überreagiert. Klar will ich, dass er zugleich stark und einfühlsam ist, aber da geht es im Grunde um Ausgewogenheit und Stil.«

»Tja, egal, was du da willst«, sagt Jonathan, »ich bin es nicht. Mehr kann ich nicht sagen. Ich hab's versucht. Und ich hab aufgegeben.«

»Wenn ich Ihnen so zuhöre«, sage ich, »**frage ich mich, wie solche Gespräche wohl bei Ihnen zu Hause enden.**«

»Mit einem Streit«, sagt Elizabeth.

»Das leuchtet mir ein«, sage ich. »Und diese Streitereien haben Auswirkungen auf Ihre sexuelle Beziehung gehabt?«

»Genau«, sagt Jonathan.

Während Jonathan in seiner Kindheit offenbar widersprüchliche Botschaften zur männlichen Rolle gehört hat, war das, was Elizabeth über Geschlechterrollen gelernt hat, ebenso verwirrend. In ihrer ganzen Kindheit hat sie mitbekommen, wie ihre Mutter Männer im Allgemeinen – und den eigenen im Besonderen – als schwach und verantwortungslos bezeichnet, sich jedoch ihrem Ehemann in jeder Hinsicht gefügt hat. Da dieser zwar immer freundlich, aber nicht besonders gewieft war, hatte die Familie finanzielle Probleme. Zur Passivität der Mutter kamen deren Verächtlichkeit und Wut.

»Jonathan, wenn ich recht verstehe, erleben Sie Elizabeth so, dass Sie sich unterordnen und zugleich durchsetzen sollen, was Sie verwirrt. Stimmt das so?«

»Ich würde eher sagen: Früher wollte ich so sein, wie Elizabeth mich haben wollte, und ich dachte auch, dass ich das könnte, aber das habe ich nie geschafft. Und jetzt will ich es nicht mehr schaffen. Dieser Typ, der es immer allen recht machen wollte, ist müde.«

»Sie haben also einen Teil, der versucht hat, so zu sein, wie Elizabeth es seiner Meinung nach haben wollte, und jetzt ist er müde und will aus dieser Rolle heraus?«

Jonathan nickt.

»Das ist wichtig, und wir werden uns diesem Teil wieder zuwenden. Aber darf ich zuerst zusammenfassen, damit alles klar auf dem Tisch liegt?«

Wieder nickt er.

Ich wende mich an Elizabeth. »Soweit ich Sie verstehen, haben Sie Ihren Vater geliebt. Er war übertrieben großzügig, ist Ihnen aber zugleich merkwürdig schwach und verantwortungslos vorgekommen. Deshalb waren Sie zornig auf Ihre Mutter, weil die nie eingeschritten ist. Stimmt das so?«

Sie nickt.

»Jonathan hat also einen Teil, der meint, er könnte nicht herausbekommen, wie er es Elizabeth recht machen kann, und will jetzt aufhören, das überhaupt zu versuchen. Und Elizabeth hat einen Teil, der oft von Jonathan enttäuscht ist, so wie er früher von ihrer Mutter und ihrem Vater enttäuscht war. Ist das richtig ausgedrückt?

»Wenn ich diese Beschreibung höre, zieht sich alles in mir zusammen«, sagt Elizabeth. »Aber vielleicht trifft sie ja zu.«

»Welche Auswirkungen haben diese Überzeugungen denn auf Ihre sexuelle Beziehung?«, frage ich.

»Keine guten jedenfalls«, sagt Elizabeth.

»Es macht mich traurig und wütend, dass ich mir die ganze Zeit wie ein Versager vorkomme«, sagt Jonathan.

»Früher hat unser Sexleben Spaß gemacht«, bemerkt Elizabeth traurig.

Einer Studie zufolge ist die Hälfte aller Paare mit einem gehemmten oder unterschiedlichen sexuellen Verlangen konfrontiert (Michael, Gagnon, Laumann und Kalota 1994). Und nach meiner Erfahrung hat die Mehrzahl aller Paare, die in Therapie kommen, irgendwann eine Störung der sexuellen Beziehung erlebt. Das haben die beiden oft als peinlich empfunden und fälschlich für ungewöhnlich gehalten.

»Da sind Sie nicht die Einzigen«, sage ich beruhigend. **»Die Überzeugungen und Gefühle, die wir in der Kindheit mitbekommen, können eine starke Wirkung auf unser Sexualleben haben.«** Nachdem ich kurz den Stand der Forschung zum Thema dargestellt habe, fahre ich fort: **»Wenn Sie wollen, kann ich Ihnen helfen. Aber zuerst möchte ich Sie bitten, das als gemeinsames Problem zu sehen. Was bedeutet, dass niemand von Ihnen beiden daran schuld ist und dass Sie als Team daran arbeiten, eine Lösung zu finden.«**

Wenn ich es mit einem geringen oder unterschiedlichen sexuellen Verlangen zu tun habe, übernehme ich viel von dem von Barry und Emily McCarthy (2013) entwickelten Modell für davon betroffene Paare. In

Kombination mit IFIO-Methoden wie *Sprechen und Zuhören, Bedürfnisse erforschen und beschämte und beschämende Teile heilen* normalisiert dieser Ansatz die Probleme des Paares, reguliert dessen Scham- und Beschämungskreislauf und hilft ihm, sich als Team zu erleben, das eine gemeinsame Herausforderung angeht und bewältigt.

DAS MODELL VON MCCARTHY

1. Teile identifizieren und unterstützen, deren extreme Gefühlszustände das sexuelle Verlangen schwächen. Zu diesen Zuständen gehören Depression, Angst und Beklemmung, Gehemmtheit, Leistungsangst und Scham.
2. Was wirkt hinderlich dabei, ein sexuell vertrautes Team zu bilden?
3. Einführung der Vorstellung, sich zu genießen ohne zu fordern und sich intim zu berühren, ohne Druck, zum Orgasmus kommen zu müssen.
4. Gespräch darüber, neue Verhaltensweisen zu wagen.

Wie sich herausstellte, war die Vorstellung, sich ohne zu fordern zu genießen, für Elizabeth und Jonathan von entscheidender Bedeutung. Als die beiden zu mir kamen, schleppten sie Altlasten hinsichtlich der Geschlechterrollen mit sich herum, durch die sie sich voneinander entfremdet und verletzt fühlten. Im Lauf der Therapie haben wir uns mit diesen Überzeugungen und Erfahrungen beschäftigt, aber die beiden waren schon ziemlich schnell in der Lage, die gegenseitige Anziehung wiederaufleben zu lassen, indem sie Leistungsdruck abbauten. Da sie nun anders mit ihrer Sexualität umgingen, hatten sie genügend Zeit und Raum, sich von ihren wütenden beschützenden Teilen zu lösen, sich wieder sicher zu fühlen, sich spielerisch zu berühren und eine neue Verbindung zueinander aufzubauen. Dadurch wiederum brachten sie den Mut auf, sich in der Therapie mit ihrer familiären Vergangenheit zu beschäftigen.

Zusammenfassung

Zu einer guten Kommunikationsweise gehört es, bei schwierigen Gesprächen physiologisch reguliert zu bleiben, was Geschick, Geduld und Mut braucht. Im Lauf seines Zusammenlebens muss ein Paar viele schwere Gespräche führen. Durch IFIO lernen die beiden Individuen, eine Kehrtwende zu vollziehen und sich innerlich zu differenzieren, bevor sie sich wieder ihrem Gegenüber zuwenden, gelöst von ihren Teilen und besser darauf vorbereitet, wenn es anstrengend wird.

Manchmal löst sich ein Paar leicht von seinen Teilen und kann mit unserer Unterstützung bald zu schwierigen Gesprächen übergehen. Respektvoll zu widersprechen und neugierig auf die Bedürfnisse der anderen Person zu bleiben, hilft den beschützenden Teilen dabei, nachzugeben und die Waffen niederzulegen. Wenn es zu unvermeidlichen Kommunikationsproblemen kommt, verschmelzen die beiden dann nicht mehr mit Teilen, die sich zurückziehen, hoffnungslos sind oder angreifen.

Paare mit besonders grimmigen beschützenden Teilen, denen es schwerfällt, sich zu entspannen, brauchen hingegen mehr Zeit und wesentlich mehr Anleitung. Langsam vermittelte, achtsame Übungen in der Therapiesitzung, bei denen die beiden lernen, *für* statt *als* ihre Teile zu sprechen, fördern Mut und Zuversicht. Beides braucht das Paar, um erfolgreich schwere Gespräche anzugehen.

EINLEITENDE SCHRITTE DER IFIO-METHODE

1. Schritt
Hören Sie zu, beobachten Sie die Kreisläufe und vermitteln Sie dem Paar, wie man anders über schwierige Dinge spricht:

- Sind Sie bereit, sich von mir helfen zu lassen?

2. Schritt
Vereinbaren Sie, als Teile-Detektor zu fungieren:

- Ich bin da, um Ihnen zu helfen, und ich werde die Interaktion bremsen oder unterbrechen, falls irgendwelche Teile anfangen, sich gegenseitig zu überwältigen.

3. Schritt
Bitten Sie das Paar auszuhandeln, wer zuerst spricht und wer zuhört.

4. Schritt
Helfen Sie der zuhörenden Person, sich vorzubereiten, indem sie jene Teile in sich wahrnimmt, die eventuell nicht zuhören wollen. Bitten Sie sie, bewusst zu atmen und ihren Herzschlag wahrzunehmen. Helfen Sie ihr, sich von ihren Teilen zu lösen, bis sie emotional zugänglich ist.

5. Schritt
Unterstützen Sie die sprechende Person dabei, sich von ihren Teilen zu lösen und für diese zu sprechen.

Hinweise zum Prozess des Lösens:

- Fordern Sie beide Personen auf, in Verbindung mit ihren Teilen zu bleiben:
  - Was nehmen Sie in Ihrem Körper wahr?
- Verfangen Sie sich nicht in den Inhalten des Paares oder darin, ihm zu helfen, Lösungen zu finden.
- Eventuell müssen Sie eine der beiden Personen bitten zu warten, während Sie der anderen helfen, sich von ihren Teilen zu lösen und für diese zu sprechen:
  - Was befürchtet dieser Teil, wenn er sich von Ihnen lösen und Ihnen erlauben würde, für ihn zu sprechen?
- Würdigen Sie, was die Teile beider Beteiligter erleben und empfinden.
- Konfrontieren Sie die beschützenden Teile freundlich, aber bestimmt mit ihrem Verhalten.

6. Schritt
Ermutigen Sie die gerade sprechende Person dazu, sich ihren verletzlichen Gefühlen zuzuwenden, falls Sie von ihren beschützenden Teilen die Erlaubnis dazu erhalten haben. Beide Beteiligten neigen eher zu empathischem Verhalten, wenn sie Verbannten zuhören oder etwas über diese erfahren.

7. Schritt
Helfen Sie der zuhörenden Person, vom Herzen aus zu reagieren. Kein Teil sollte hängen gelassen werden. Ermuntern Sie die zuhörende Person daher, Empathie aufzubringen – und wenn das nicht funktioniert, müssen Sie das selbst tun.

Fragen und Bitten an die zuhörende Person

- Denken Sie über den Kern dessen nach, was Sie gerade gehört haben. (Carl Rodgers)
- Leuchtet Ihnen irgendeine von diesen Informationen ein? Auf welche Weise?
- Können Sie vom Herzen aus reagieren?

Empathische Aussagen von therapeutischer Seite

- Der Kern dessen, was ich wahrnehme, ist ...
- Mir leuchtet völlig ein, dass ...

Auf eine Selbstenthüllung, die nicht auf Verständnis, Spiegeln oder Bestätigung stößt, folgt oft eine tiefe Beschämung und möglicherweise eine schützende Anpassungsreaktion (Siegel 2009).

8. Schritt

Sobald die sprechende Person eine empathische Reaktion von der zuhörenden Person oder von therapeutischer Seite empfangen hat, bitten Sie die zuhörende Person, in sich hineinzuspüren.

9. Schritt

- Wenn genügend Zeit ist, sollten die Rollen gewechselt werden.
- Erinnern Sie das Paar, falls nötig, daran, welche Aufgaben man beim Zuhören und beim Sprechen hat.
- Wenn beide dazu bereit sind, bitten Sie die Person, die gerade zugehört hat, nun für ihre Teile zu sprechen.

– 5 –

EINZELARBEIT

In diesem Kapitel geht es um die intrapersonale Arbeit als heilende Kraft in der Paartherapie. Aus mehreren Gründen arbeiten wir in IFIO in Anwesenheit beider Beteiligten an einer tiefen Heilung. Unter anderem soll das dem Paar helfen, Zugang zur Energie des Selbst zu finden, es soll innere Verbundenheit fördern und die zuhörende Person dazu bringen, Empathie zu empfinden statt zu verurteilen. Indem das Paar gemeinsam erforscht, wie Erfahrungen in der Kindheit sein aktuelles Verhalten beeinflussen, entsteht zudem eine Gelegenheit zur Entlastung der ganzen Beziehung. Und wenn die eine Person in Anwesenheit der anderen eine Kehrtwende vollzieht und sich der heilenden inneren Arbeit zuwendet, Verbannte zu bezeugen und zu entlasten, hilft das dem ganzen Paar, sich zu differenzieren, wodurch es auf selbstverständlichere Weise Liebe geben und empfangen kann.

Einzeln und doch gemeinsam

Wenn eine der beiden Personen mit einem Teil verschmolzen ist und von Emotionen überwältigt wird, können wir uns entscheiden, einzeln mit dieser Person zu arbeiten, während die andere die Rolle des Bezeugens übernimmt. Für Paartherapeutinnen und -therapeuten, denen man beigebracht hat, sie sollten während einer Sitzung mit dem Paar keine Einzelarbeit machen, bedeutete das einen Paradigmenwechsel. Die Kunst dieser Herangehensweise besteht darin, ein Gleichgewicht zwischen Einzel- und Paararbeit zu finden.

Für dieses Vorgehen gibt es mehrere Gründe. Dabeizusein, während Partnerin oder Partner sich um Teile kümmern, die durch Erfahrungen aus der Kindheit extreme Überzeugungen angenommen haben, kann eine ausgesprochen erleichternde und heilsame Wirkung auf die Beziehung haben. Falls daher während einer Sitzung ein verletzlicher oder stark reaktiver Teil auftaucht und der Zeitpunkt passend scheint, können wir bei beiden Beteiligten die Erlaubnis einholen, uns auf diesen Teil zu konzentrieren. Anders gesagt, treffen wir die Entscheidung, uns nacheinander mit den Verbannten der beiden zu beschäftigen. Unabhängig davon, wer von beiden zuerst mit der Einzelarbeit drankommt und ob das in einer Einzel- oder Paarsitzung geschieht, sollten wir allerdings klar zum Ausdruck bringen, dass beide die Gelegenheit dazu haben werden.

Die Rolle der Kindheit

Bei der Einzelarbeit in der Paartherapie geht es häufig um die frühen Jahre. Wie im zweiten Kapitel dargestellt, werden viele implizite, in der Kindheit gebildete Erinnerungen automatisch in der aktuellen Paarbeziehung wachgerufen. Durch diese Erinnerungen werden Partnerin oder Partner als Bedrohung dargestellt, ohne dass dafür ein bewusster Grund wahrgenommen wird. Dieser Drang zu beschützen, der nicht auf der heutigen Situation basiert, sondern auf einer Gefahr in der Kindheit, kann gleichzeitig bei beiden Personen auftreten. Das steigert ihre Angst und führt dazu, dass ihre beschützenden Teile überreagieren. Wenn die dadurch entstehenden Brüche nicht behoben werden, verschlechtert die Beziehung sich bis zu einem Punkt, an dem ihr Ende als beste Option erscheinen kann.

Die innere Bindung fördern

Laut Studien führen Verhaltensweisen wie Spiegeln, aufmerksames Zuhören, Blickkontakt und sanfte Berührungen zu einer sicheren Bindung in Beziehungen, ob zwischen Eltern und Kind oder zwischen Erwachsenen (Johnson 2009). Eine solche Bindung gilt als Merkmal von erfolgreichen Paarbeziehungen (Johnson 2009). Unserer Ansicht nach ist sie aber auch ein entscheidender Faktor bei der Beziehung zwischen den Teilen und dem Selbst. Wenn wir uns behutsam und freundlich mit der Geschichte unserer verbannten Teile beschäftigen, heilt das die aus der Kindheit stammenden Wunden und bereitet den Weg dafür, dass das Paar geschickter mit seinen alten, unbefriedigten Bedürfnissen umgeht.

Entlastung: Wie verlorene Kinder geheilt werden

Den Begriff *Entlastung* hat Richard Schwartz (2018) für das Verfahren in IFS geprägt, mit dem verbannte Teile geheilt werden. Unsere Teile, so Schwartz, können durch ein traumatisches Lebensereignis in der Vergangenheit stecken bleiben. Durch solche Ereignisse werden wir in der Kindheit beschämt oder in Schrecken versetzt, wodurch wir negative Überzeugungen über uns selbst heranbilden. Aus verschiedenen Gründen werden diese Überzeugungen im Lauf der Zeit bestätigt. In IFS bezeichnen wir sie als *Lasten*. Traumatisch entstandene Überzeugungen sind stark verinnerlicht, wodurch sie uns manchmal starr und unnachgiebig vorkommen. Weil sie in der Beziehung zwischen einem Teil und dem Selbst aber ihre Macht verlieren, sind die meisten Teile irgendwann doch bereit, sie loszulassen. Dieser Gesinnungswandel vollzieht sich allmählich und in Stufen, zu denen es gehört, die Motivation von beschützenden Teilen zu verstehen und die Geschichten von verbannten Teilen zu bezeugen. Sobald schädliche Überzeugungen erkannt und aufgegeben wurden, nehmen unsere Teile eine offenere, bedachtsamere und anpassungsfähigere Identität an.

Von der inneren zur äußeren Bindung

Die Fähigkeit, negativen Affekt zu regulieren, lässt die starken Verteidigungsmechanismen von beschützenden Teilen hinfällig werden und ermöglicht eine sichere Bindung innerhalb des Paares. Diese Bindung wiederum stärkt die individuelle Fähigkeit zur Selbstregulierung (Badenoch 2010). Das heißt, die innere und die äußere Bindung verstärken sich gegenseitig, wenn sie differenziert und sicher sind. Wir nutzen die Kehrwende dazu, sichere innere Bindungen aufzubauen, wodurch wir die Voraussetzungen für eine Rückkehr zu dem Projekt schaffen, sichere äußere Bindungen entstehen zu lassen.

Entlastung der Beziehung

Wenn eine der beiden Personen sich mit dem emotionalen Schmerz und der Beschämung beschäftigt, die sie in der Kindheit erlebt hat, kann das der anderen helfen, beziehungsbezogene und individuelle Lasten abzulegen, sofern sie mit offenem Herzen zuhört. Diese positive Wechselwirkung unterstützt unser Ziel, die äußere Veränderung mithilfe der inneren zu erreichen. Das heißt, jede weitere Veränderung im Innern schafft mehr Raum für Veränderung im Äußeren und umgekehrt. Dadurch fördert dieses Beziehungsmodell zugleich innere und äußere Bindungen.

Die innere Arbeit

Wenn eine individuelle innere Erforschung für eine der beiden Personen sinnvoll scheint, arbeiten wir direkt mit ihr, während die andere als Zeugin fungiert. Von entscheidender Bedeutung ist es dabei, beide vorher entsprechend vorzubereiten und Erlaubnis von ihren Teilen zu erhalten. Zuerst stellen wir außerdem fest, ob die im Fokus stehende Person über genügend Selbst-Energie verfügt. Falls irgendwelche Teile Bedenken haben, benötigen sie Aufmerksamkeit, bevor wir anfangen, und weil die innere Arbeit sehr heikel und verletzlich sein kann, muss sie in einer sicheren Atmosphäre stattfinden. Wir müssen daher beide Beteiligten daran erinnern, dass wir unterstützend bereitstehen und dass auch die innere Ressource des Selbst zur Verfügung steht.

Die zuhörende Person wiederum muss offen für die Rolle des Bezeugens sein, ohne etwas zu bewerten oder eine defensive Haltung einzunehmen. Sollte sie während der Sitzung negativ reagieren, müssen wir schnell unterbrechen und ihr helfen, sich von ihren Teilen zu lösen. Außerdem unterstützen wir sie durchgängig, indem wir präsent sind und durch Blicke, Körpersprache und eventuell gelegentliche Nachfragen in Kontakt mit ihr bleiben. Es ist wichtig, mit beiden Beteiligten in Verbindung zu bleiben. Sobald die Einzelarbeit abgeschlossen ist, konzentrieren wir uns wieder auf die Beziehung, um die gewonnenen Einsichten zu integrieren und um dem Paar Zeit zu lassen, sich auf neue Weise zu verbinden.

In der folgenden Sitzung verschmelzen beide Beteiligten schnell mit kritischen und beschämenden Teilen. Wenn kritische Teile sich als hartnäckig erweisen, helfe ich ihnen dabei, Gehör zu finden, damit sie sich entspannen können. Da keine echte Arbeit stattfinden kann, solange beschämende Teile aktiviert sind, bin ich weniger interessiert daran, welche der beiden Personen zuerst an sich arbeitet, sondern erinnere beide daran, dass es etwas zu tun gibt. Außerdem bin ich mir immer bewusst, dass kritische Teile verletzliche verbannte Teile beschützen, weshalb bei allem, was ich mit dem Paar unternehme, irgendwann Kindheitsverletzungen auftauchen werden. Einzelarbeit, bei der verbannte Teile entlastet werden, erzeugt ein Gefühl von Selbst-Energie und innerer Verbundenheit, was beiden Beteiligten hilft, an der äußeren Beziehung zu arbeiten.

DER ZWECK VON EINZELARBEIT IN DER PAARTHERAPIE

- Bewusst machen, auf welche Weise Kindheitserfahrungen eine entscheidende Rolle bei Erwachsenenbeziehungen spielen.
- Die innere Bindung fördern.
- Junge Teile, die in der Vergangenheit traumatisiert wurden, heilen.
- Empathie und Verständnis für das innere Dilemma von Partnerin oder Partner hervorrufen.
- Der bezeugenden Person ermöglichen, den Heilungsprozess von Partnerin oder Partner zu beobachten und daran teilzunehmen.

Nadine und Mitch

Mitch spricht als Erster, während er an einem sonnigen Maivormittag aus dem Fenster meiner Praxis blickt: »Ich habe es satt, kritisiert zu werden. Nie kann ich Nadine etwas recht machen.«
»Was meinen Sie dazu?«, frage ich Nadine.
»Mir ist klar, dass es mies ist, so was zu sagen, aber aus meiner Sicht versteht Mitch inzwischen alles als Kritik. Er kommt mir überempfindlich vor, so als wäre er jetzt ein ganz anderer Mensch. Ich habe keine Ahnung, wieso das so ist, außer es hat damit zu tun, dass man ihn entlassen hat.«
»Also haben Sie einen Teil, der verwirrt ist?«
»Durchaus«, sagt Nadine.
»Und Sie«, sage ich zu Mitch, »haben einen Teil, der sich von Nadine kritisiert fühlt. **Fühlt er sich auch von innen her kritisiert?«**
»Sie meinen, ob ich wütend auf mich selbst bin? Ja, das bin ich.«
»Wie empfinden Sie denn diesen Teil, der wütend auf Sie ist?«, frage ich.
»Er macht mir Angst.«
»Also hat ein anderer Teil Angst vor dem wütenden Teil.«

»Weil der mich an meinen Vater erinnert.«
»Sie hatten Angst vor Ihrem Vater, nicht wahr?«
»Der war permanent wütend, weshalb ich immer Angst vor ihm hatte.«
Ich sehe Nadine an, die nickt und zu Mitch sagt: »Dein Vater war tatsächlich jemand, der einem Angst gemacht hat.«
Wenn eine der beiden Personen die vertikale Reise in die Kindheit antritt, ist die andere oft fähig, Empathie und Interesse zu empfinden, da ihr jetzt keine Schuld mehr zugewiesen wird.
Ich wende mich wieder an Mitch. **»Kann dieser angstvolle Teil Ihnen vertrauen?«**
»Wer bin ich überhaupt?«, fragt Mitch.
»Ist es das, was Sie gerade in Ihrem Innern gehört haben?«
»Ja. Ich kenne niemand da drin, dem man vertrauen könnte.«
»Okay«, sage ich. »Wenden wir uns mal dem Teil zu, der Ihnen nicht vertraut. Wäre der wohl bereit, den Mitch kennenzulernen, dem man vertrauen kann?«
»Er sagt, so jemand gibt es nicht.«
»Schon klar, dass er sich so fühlt. Ist das der Teil, der Angst hat?«
Mitch nickt.
»Was für Gefühle bringen Sie ihm entgegen?«
»Ich würde ihm gern helfen.«
»Ist er bereit, uns mit dem wütenden Teil sprechen zu lassen?«
»Ja, aber widerstrebend«, sagt Mitch.
»Gut. Bitten Sie ihn, uns zu sagen, falls er Hilfe braucht. Und fragen Sie dann den wütenden Teil, was er für Sie tut.«
»Der ist wirklich total wütend«, sagt Mitch. »Er würde mich am liebsten in Grund und Boden schlagen.«
»Was würde denn passieren, wenn er Sie nicht in Grund und Boden schlagen würde?«
»Dann würde ich alles verbocken.«
»Wie ist er zu dieser Überzeugung gekommen?«
»Als Kind habe ich immer alles verbockt.«
»Woher wussten Sie, dass Sie alles verbocken?«
»Mein Vater hat es mir gesagt.«

»Dann ist es kein Wunder, dass dieser Teil dachte, Sie würden es verbocken.«
»Er muss mir auf die Pelle rücken, bevor irgendjemand anders das tut.«
»Zum Beispiel wer?«
»Nadine, mein früherer Chef, irgendjemand eben ...«
»Bitten Sie ihn, Sie in die Zeit zurückzubringen, in der er mit seiner Aufgabe angefangen hat«, sage ich, worauf Mitch zu weinen beginnt.
»Ist es in Ordnung, das so tief zu empfinden?«, frage ich.
Mitch schüttelt verneinend den Kopf.
»Okay«, sagte ich und wähle eine Strategie, die sich zunutze macht, dass Nadine gerade sichtlich Empathie und Mitgefühl empfindet. »Schauen wir jetzt doch mal zu Nadine hinüber.«
Zwar reichen Liebe und Unterstützung der anderen Person nicht aus, wenn Scham das innere System durchdringt und beschützende Teile die Führung übernehmen, aber ein liebevolles Gegenüber kann doch helfen, die Kampf-oder-Flucht-Reaktion zu regulieren (Porges 2007).
»Jetzt geht's mir besser«, sagt Mitch zu Nadine und nickt ihr zu. Aufmunternd erwidert sie diese Geste.
»Ist es in Ordnung weiterzumachen?«, frage ich.
Mitch nickt.
»Dann **bitten Sie alle Teile in Ihrem Innern, ihre Emotionen ein bisschen zurückzunehmen, damit Sie bei dieser Sache bleiben können«**, sage ich.
»Ich bin als Kind brutal kritisiert worden. So als hätte mein Vater meine Brüder und mich richtig gehasst. Egal, wie sehr ich mich angestrengt habe, ich konnte es ihm nie recht machen.«
»Können Sie den kleinen Jungen vor Ihrem geistigen Auge sehen?«
»Ja. Er hat lockige Haare und lange, dünne Beine.«
»Was empfinden Sie ihm gegenüber?«
»Ich bin traurig.«
»Ist das Mitleid oder Mitgefühl?«
Das ist eine wichtige Frage. Mitleid deutet auf einen Teil hin, der sich nicht wohlfühlt und will, dass sich die Gefühle des Ziel-Teils ändern. Mitgefühl hingegen verweist auf Akzeptanz und gibt uns grünes Licht weiterzumachen.

Mitch antwortet, er habe Mitgefühl empfunden und sei kurz in der Lage gewesen, bei seiner Traurigkeit zu bleiben. Dann jedoch öffnet er die Augen und sagt: »Da ist ein richtiger Tumult in mir drin.«
»Können Sie mehr darüber sagen?«
»Es geht darum, dass es sinnlos ist, sich mit diesem Kram zu beschäftigen.«
»Wieso?«
»Weil ich das alles schon vor Jahren hinter mir gelassen habe. Ich habe gelernt, mich mit meinem Vater und dem, wie er war, abzufinden. Deshalb habe ich keine Lust, mich noch mal damit zu beschäftigen.«
»Das heißt, Sie haben Teile, die versucht haben, alles hinter sich zu lassen. Aber wenn Sie und Nadine eine Meinungsverschiedenheit haben, was passiert dann?«
»Dann habe ich das Gefühl, dass sie wie mein Vater ist.«
»So muss es aber nicht sein«, sage ich. Dieses Angebot, die Auswirkungen der Kindheit auf aktuelle Beziehungen anzuerkennen, weist auf die mögliche Kehrtwende hin. **»Wir können diesem Teil helfen, aus der Vergangenheit herauszukommen und mit Ihnen in der Gegenwart zu leben.** Können wir denn zu ihm zurückkehren?«
»Er schreckt zurück, wenn ich ihn ansehe«, sagt Mitch.
»Was könnte das bedeuten?«
»Er kann Erwachsenen einfach nicht vertrauen.«
»Verstehen Sie das?«
»Natürlich!«
»Kann er spüren, dass Sie dort bei ihm sind?«, frage ich.
Mitch nickt.
»Dann bleiben Sie bitte bei ihm, während ich Nadine frage, wie es ihr geht.« Ich wende mich an Nadine. **»Konnten Sie präsent blieben, während ich mit Mitch gearbeitet habe?«**
»Sehr sogar«, sagt Nadine. »Ich weiß ja, wie brutal sein Vater war.«
Ich wende mich wieder Mitch zu. »Wie geht es Ihrem kleinen Jungen jetzt?«
»Ich sehe allerhand Bilder, wie ich kritisiert werde.«
»Will der kleine Junge, dass Sie sich an eine bestimmte Zeit erinnern?«
»Bloß daran, dass es immer so weitergegangen ist.«

»Und was für Überzeugungen über sich selbst hat er deshalb gebildet?«
»Dass er ein schlechtes Kind ist und es verdient hat. Und – wie Sie wissen – gibt es eine Stimme in mir, die dem zustimmt.«
Beim nächsten Schritt unterstütze ich Mitch dabei, dem kleinen Jungen zu helfen, die Überzeugung loszulassen, dass er es verdient, beschämt zu werden.
»Ist er jetzt bei Ihnen?«, frage ich, um die Verbindung zwischen Mitchs Selbst und dem Jungen zu überprüfen.
»Ja.«
»Vertraut er darauf, dass Sie ihn verstehen?«
»Ja, das tut er«, sagt Mitch, der die Augen geschlossen hat. Tränen strömen über seine Wangen. »Ich wollte nie, dass jemand über mich Bescheid weiß. Mein ganzes Leben lang habe ich versucht, das zu verbergen.«
Nadine beugt sich zu Mitch und legt ihm eine Hand aufs Knie. Er öffnet die Augen und nimmt ihre Hand. Dann sehen die beiden sich an. Ich warte, bis sie sich loslassen und wieder aufrecht hinsetzen.
Mitch sieht mich an.
»Ist er bereit, dort herauszukommen?«, frage ich.
Mitch nickt und schließt wieder die Augen.
»Ist er bereit, die Lasten abzulegen, die er damals auf sich geladen hat?«
»Sieht ganz so aus, als würde das bereits passieren.«
»Wunderbar. Bleiben Sie bei ihm. Hat er die Beschämung abgelegt?«
»Ja, die ist jetzt weg.«
»Was will er jetzt in sich aufnehmen, nachdem die Beschämung weg ist?«
»Lachen. Leichtigkeit.«
»Und wozu wurde er geboren?«, frage ich.
»Um Musik zu machen«, sagt Mitch. »Er ist ein begabtes Kind.«
»Welche Botschaft möchten Sie ihm jetzt senden?«
»Ich weiß, was für ein kreatives Kind er ist, und es tut mir unheimlich leid, dass ihm das völlig genommen wurde. Er hat in Furcht gelebt. Aber jetzt werde ich einen Weg finden, damit mehr Musik und Freude in unser Leben kommt.«
Nach einigen Momenten bitte ich Mitch zurückzukommen. Er öffnet die Augen, blickt sich um und nimmt wieder die Hand, die Nadine ihm reicht.

»Mitch«, sage ich, »**kann der Junge durch Ihre Augen hindurch Nadine anschauen, ihre Hand spüren und ihre Zärtlichkeit sehen?«**
»Ja, das kann er.«
»Und wie ist das?«, frage ich.
»Es gefällt ihm«, sagt Mitch.
»Möchte er irgendetwas zu Nadine sagen oder möchte er, dass Sie etwas für ihn sagen?«
»Danke dafür, dass du für ihn da bist«, sagt Mitch zu Nadine. »Das du für *uns* da bist.«
»Ich habe diesen Jungen lieb«, erwidert Nadine. »Und ich möchte, dass er das weiß.«
Das ist ein wunderbares Beispiel für eine *Beziehungsentlastung*. Während Mitch bei dem eingeschüchterten Kind in seinem Innern war und ihm mit Liebe zugewandt hat, hat sich das ganze System von Nadine besänftigt und ihr ermöglicht, immer zugänglicher für den kleinen Jungen und für Mitch zu sein. Dadurch hat sich der Junge in Liebe gehüllt gefühlt, was er so dringend brauchte, innerlich wie äußerlich. Durch eine solche innere und äußere Gestimmtheit wird unser implizites Wissen – unsere alten Überzeugungen und Erinnerungen – explizit wahrgenommen. Dadurch wiederum können die Erwartungen an die Beziehung korrigiert werden, indem ihnen widersprochen wird. Oft hat das eine bleibende Wirkung (Ecker u. a. 2016).

THERAPEUTISCHE TIPPS

- Überprüfen Sie am Anfang jeder Sitzung Ihren eigenen inneren Zustand.
- Finden Sie mit Atem und Körper Zugang zur Energie Ihres Selbst.
- Bleiben Sie sowohl mit Ihrem Innern als auch mit dem Paar verbunden.

Einzelarbeit in Gegenwart von Partnerin oder Partner*

Nach dieser Sitzung haben Nadine und Mitch sich gemeinsam mit mir weiter der Selbsterforschung gewidmet, junge Verbannte entlastet und geübt, für ihre Teile zu sprechen und vom Selbst aus zuzuhören, damit sie ihre jeweiligen Bitten auch tatsächlich als solche interpretieren konnten. Je mehr Kontakt die beiden mit ihren Verbannten hatten, desto mehr haben sie sich gegenseitig als frustrierte Partner empfunden statt als die Person, die von der Vergangenheit her *verwundet* oder als jene, die in der Gegenwart *erlösen* soll.

THERAPEUTISCHE TIPPS

- Setzen Sie die innere Arbeit mit der einen Person nur fort, wenn die andere diese beobachten kann, ohne mit irgendwelchen Teilen zu verschmelzen.
- Vertrauen Sie Ihrer Intuition.
- Denken Sie immer daran, dass Sie zu dritt und nicht zu zweit arbeiten. Um die Arbeit zu vertiefen und eine *Beziehungsentlastung* zu ermöglichen, ist es am besten, wenn die beobachtende Person präsent bleibt und Anteil nimmt.

- Daher müssen wir in der therapeutischen Rolle mit beiden Personen verbunden bleiben, auch wenn wir gerade intensiv mit einer arbeiten. Möglich ist das, indem wir mit der anderen kurz Blickkontakt aufnehmen oder uns etwas Zeit nehmen, sie zu fragen, wie es ihr geht:
  - *Können Sie gemeinsam mit mir offen und interessiert bleiben, während Ihre Partnerin/Ihr Partner sich mit diesem Teil beschäftigt?*
- Es ist unerlässlich, dass beide Personen sich sicher fühlen.

Zusammenfassung

In der Paartherapie Einzelarbeit zu machen, ist unkonventionell, wirkt jedoch nach unserer Erfahrung heilend. In IFIO ist es unsere Aufgabe, behutsam und respektvoll die innere Bindungsarbeit zu ermöglichen, einen von Mitgefühl geprägten Dialog zwischen dem Individuum und seinen verletzlichen und verletzten Teilen zu ermöglichen und zugleich Partnerin oder Partner dabei zu unterstützen, diese Arbeit präsent und mitfühlend zu beobachten. Dieser duale Fokus auf Verletzlichkeit weckt die Selbst-Energie der beiden und ihre Liebe zu den eigenen Verbannten und zu denen der anderen Person.

* Die in diesem Kapitel beschriebene Einzelarbeit folgt den Methoden der IFS-Therapie. Genauer dargestellt sind diese in Richard C. Schwartz: Systemische Therapie mit der Inneren Familie.

DIE SCHRITTE DER EINZELARBEIT

1. Schritt

- Vereinbaren Sie mit dem Paar, dass eine der beiden Personen Einzelarbeit mit Fokus auf das eigene Innere macht.

2. Schritt

- Unterstützend Sie die beobachtende Person dabei, sich von ihren Teilen zu lösen und zugänglich zu sein.
- Erinnern Sie das Paar daran, dass Sie bei beiden häufig nachfragen werden, wie es ihnen geht.

3. Schritt

- Fördern Sie behutsam und respektvoll die innere Bindungsarbeit, bei der sich ein von Mitgefühl geprägter Dialog zwischen dem Individuum und dessen verwundeten verbannten Teilen entwickelt.
- Beobachten Sie achtsam das beschützende System, um ein Gefühl der Sicherheit zu vermitteln und eine neuronale Regulation zu ermöglichen.

4. Schritt

- Ermöglichen Sie die Heilung des verbannten Teils, indem das Selbst diesen wahrnimmt und ihm hilft, seine Lasten (zum Beispiel seine Beschämung) abzulegen.

5. Schritt

- Unterstützen Sie, falls möglich, die interpersonelle Verbindung zwischen den beiden Beteiligten, indem Sie die beobachtende Person mit den jungen Teilen von Partnerin oder Partner vertraut machen.

– 6 –

GEGENÜBERTRAGUNG IN DER PAARTHERAPIE

In diesem Kapitel sprechen wir über einen zentralen Aspekt unserer Arbeit, die Rolle von Therapeutin oder Therapeut und unsere Ansichten zum Thema Gegenübertragung. Bei der Paartherapie müssen wir mit allerhand extrem komplexen Situationen umgehen. Damit das erfolgreich geschehen kann, blicken wir zuerst in uns hinein, um stabile innere Verbindungen zu entwickeln und aufrechtzuerhalten, und um zu entdecken, was mit unseren Teilen geschieht, wenn wir das Gefühl haben, stecken geblieben zu sein. In diesem Zusammenhang sind einige Fragen aufgeführt, die wir stellen, damit die Sitzung vom Selbst geführt bleibt. Wie in IFS haben wir auch in IFIO das Ziel, unsere eigenen Teile mit ebenso viel Interesse, Fürsorge und Mitgefühl zu behandeln, wie wir es unseren Klientinnen und Klienten im Hinblick auf deren Teile vermitteln. Um Erfolg zu haben, müssen wir zuallererst praktizieren, was wir predigen.

Unsere eigene Kehrtwende

Wie alle Therapeutinnen und Therapeuten, die mit welcher Methode auch immer arbeiten, erleben wir in IFIO Übertragung und Gegenübertragung. Das heißt, die Menschen, die zu uns kommen, triggern unsere Teile. Um zu erkennen, dass Übertragung und Gegenübertragung einen kontinuierlichen Zyklus von Aktion und Reaktion bilden – wobei manchmal ein Gefühl von Nähe und Verbindung und manchmal ein qualvolles Gefühl entsteht –, müssen wir bei der Paartherapie lernen, auf unsere Teile zu achten. Um zu lernen, wie man alles, was bei der therapeutischen Arbeit auftaucht, direkt zulässt, annimmt und damit umgeht, müssen wir ebenso wie unsere Klientinnen und Klienten nach innen blicken und die Gefühle der dort vorhandenen Teile begreifen. Wütende, defensive, großspurige, verletzliche und beschämte Teile besitzen große Macht, die beschützenden Teile von anderen Menschen zu triggern. Selbst wenn wir fachlich noch so erfahren sind, können wir mit einem verbannten Teil verschmelzen und uns dadurch überfordert, erstarrt, nervös, angstvoll oder eingeschüchtert fühlen. Verschmelzen können wir auch mit einem beschützenden Teil und dann den Impuls verspüren, Partei zu ergreifen, Wut auszudrücken oder uns zurückzuziehen. Vielleicht versuchen wir, eine der beiden Personen zu kontrollieren, und vielleicht haben wir Teile, die unsere Fähigkeit anzweifeln, hilfreich zu sein, oder die uns vor Verletzungen schützen wollen. Dies alles kommt häufig vor und muss erwartet werden. Ein wichtiger Aspekt unserer Aufgabe besteht daher darin, unsere eigenen Teile wahrzunehmen und für sie zu sorgen.

THERAPEUTISCHE TIPPS

Machen Sie es sich zur Gewohnheit, sich diese Fragen zu stellen:

- *Ist mein Körper entspannt, ist mein Nervensystem ausbalanciert?*
- *Wenn ich getriggert werde, an wen werde ich dann erinnert?*
- *Was empfinde ich, während ich diesem Paar zuhöre?*

- *Bevorzuge ich eine der beiden Personen?*
- *Stehe ich den beschützenden Teilen der beiden freundlich gegenüber?*
- *Macht eine der beiden Personen mir Angst oder schüchtert mich ein?*
- *Halten sich meine Teile mit ihren Ansichten zurück und beruhigen sich, sodass ich hören kann, was das Paar sagt?*

Während wir uns erforschen, begreifen und umsorgen, verdienen unsere inneren Gespräche, unsere Urteile und unsere Reaktionen auf das Paar Respekt und sorgfältige Aufmerksamkeit. Sie liefern uns wichtige Informationen über uns selbst und manchmal auch über das Paar. Eine gute Beziehung zu unseren Teilen zu haben, verschafft uns Zugang zu mehr inneren Ressourcen und sagt uns, was an uns eventuell den Fortschritt der Arbeit behindert. Wenn wir uns um die Gefühle und Überzeugungen unserer Teile kümmern, können wir eine tragfähige therapeutische Allianz schmieden, durch die unsere Sitzungen kollaborativ und stärkend wirken.

Im Körper sein

Es ist gut, sich vor dem Anfang einer Sitzung körperlich und mental zu zentrieren. Je besser wir auf unseren Körper eingestimmt sind, desto schneller können wir ins Selbst zurückkehren, wenn irgendwelche Teile in uns getriggert werden. Sobald unsere Teile anfangen, Vertrauen zu haben und sich zu differenzieren, gehen ihre Anstrengung und Spannung meist in ein Gefühl von Entspannung und Lebendigkeit über. Das weist darauf hin, dass der Körper jetzt besser als Medium der Selbst-Energie verfügbar ist (McConnell 2013).

In IFIO bringen wir Therapeutinnen und Therapeuten bei, ihren Körper wahrzunehmen, um jene Teile darin zu identifizieren, von denen die therapeutische Arbeit behindert werden könnte. Zentrieren im Körper kann man sich mit vielen Methoden, zum Beispiel indem man bewusst atmet, sich entspannt und Energie in angespannte Bereiche strömen lässt. Je besser wir auf unseren Körper eingestimmt sind, desto schneller können wir ins Selbst zurückkehren, wenn irgendwelche Teile mit uns verschmelzen.

Vom Umgang mit dem therapeutischen Dreieck

Weil es die Spannungen in einer Dyade erleichtert, wenn eine dritte Person dazukommt, interessiert man sich in der systemischen Therapie schon lange für das Beziehungsdreieck. Stärker differenzierte Individuen, die entweder Erfahrung mit gesunden, Unterstützung bietenden Dreiecken haben oder bessere Fähigkeiten, über Meinungsverschiedenheiten zu verhandeln, haben weniger das Bedürfnis, eine dritte Person in ihre Dyade einzubeziehen.

Im Hinblick darauf, dass Paartherapie von Natur aus ein Dreieck darstellt, hat die IFIO-Ausbilderin Michele Bograd das von Murray Bowen für die systemische Familientherapie entwickelte Konzept des therapeutischen Dreiecks in unsere Methode eingebracht. Ein Paar kommt als Dyade in die Therapie, weil es aufgrund ungelöster Spannungen nach Stabilisierung strebt. Es löst die Probleme der beiden zwar nicht, wenn eine dritte Person hinzukommt, aber es kann zur Stabilisierung des Systems beitragen, wenn diese Spannungen breiter verteilt werden. Man kann sich das wie ein drittes Bein vorstellen, das unter einer Tischplatte angebracht wird. Zu bedenken ist allerdings, dass die Stabilisierung davon abhängt, wie zuverlässig und kräftig dieses dritte Bein ist. Bowen (1978) hat beobachtet, dass die das Dreieck bildenden Personen alle in eine grundsätzlich schwache Position geraten, wenn sie um Anerkennung und Ressourcen konkurrieren. An diesem Punkt kommt die therapeutische Arbeit zum Stillstand. Bleibt eine der Personen im Dreieck jedoch ruhig und emotional mit den anderen beiden verbunden, wird wahrscheinlich Ruhe herrschen. Da mit uns verschmolzene Teile als Reaktion auf Gefahren nicht zur wirksamsten, sondern zur gewohntesten Bewältigungsstrategie greifen,

schlägt Bograd vor, dass wir als Therapeutinnen und Therapeuten uns unsere persönliche Position in wichtigen Dreiecken aus unseren frühen Jahren bewusst machen sollen. Wenn wir wissen, welche Rolle unsere Teile in schwierigen Zeiten gespielt haben, nehmen wir besser wahr, wenn wir mit einem Teil verschmelzen, was das therapeutische Dreieck destabilisieren kann, statt das Paar zu beruhigen.
Zum Beispiel kommen manche Paare mit der Hoffnung in die Therapie, wir würden ihnen helfen, das Verhalten der jeweils anderen Person zu ändern. Unter Umständen haben beide zudem Teile, die ausgesprochen geschickt darin sind, eine dritte Person in den Konflikt hineinzuziehen. Je nachdem, wie der Inhalt der Auseinandersetzung mit unserer eigenen Vergangenheit oder mit der bei einem Kindheitskonflikt gespielten Rolle zu tun hat, werden wir dann dazu gebracht, Partei zu ergreifen. Sobald das geschieht, wird das Dreieck jedoch augenblicklich destabilisiert, und wir stellen fest, dass wir uns unwillentlich mit einer Person gegen die andere verbündet haben.

THERAPEUTISCHE TIPPS

Stellen Sie sich eine schwierige Situation bei einer Sitzung mit einem Paar vor, und nehmen Sie sich einen Moment Zeit, sich die folgenden Fragen zu stellen:

- ***Was ist meine reflexartige Reaktion?***
- ***Wo in diesem Dreieck fühle ich mich wohl?***
- ***Ist mir dieses Gefühl von der Kindheit her vertraut?***
- ***Welche Rolle haben meine Teile in den Dreiecken in meiner Herkunftsfamilie gespielt (haben sie zum Beispiel vermittelnd, beschützend, als Sündenbock fungiert)?***
- ***Kommt es vor, dass ich diese Rolle bei von mir behandelten Paaren übernehme?***

(Mit Dank an Michele Bograd, die diese Fragen entworfen hat.)

Vom Umgang mit Gegenübertragung

Carl Rogers (2020) war der Meinung, für ein Optimum an Wachstum und Veränderung sei es entscheidend, dass wir authentisch, echt und uns unserer selbst bewusst sind. Gemeint war, dass diese Eigenschaften der therapierten und der therapierenden Person helfen, eine emotionale Synchronie zu erleben. Mit Mitgefühl, Neugier, Klarheit und einem offenen Herzen stellen wir eine Verbindung zu dem Paar her, wir helfen ihm dabei, aktivierte Teile zu regulieren und sich aus Verschmelzungen zu lösen. Vor allem jedoch können wir die verwundeten Verbannten hinter den beschützenden Teilen sehen und den Mut aufbringen, ihnen freundlich, aber bestimmt entgegenzutreten, um zugleich Verständnis für sie aufzubringen und schädliche Interaktionen zu unterbrechen.

Wenn wir in der therapeutischen Rolle für unsere eigenen Teile sprechen, kann das eine unterstützende Intervention darstellen. Wenn ich zum Beispiel mit einer Person arbeite, die einen sich selbst hassenden Teil hat, kann ich meine Traurigkeit darüber ausdrücken. Gelegentlich spreche ich auch im Namen eines Teils, der mit etwas harmonisiert. Nach meiner Erfahrung trägt es zu einer vertrauensvollen Beziehung bei, wenn ich auf diese Weise etwas von mir zeige, weil ich dann als menschliches Wesen gesehen werde, das sowohl schwierige Teile als auch ein Selbst hat, das Verbindungen herstellen und heilen kann.

Das folgende Beispiel ist ein kurzer Austausch mit einem Klienten namens Michael, als dieser Probleme mit einem Teil hatte, der seiner Partnerin immer wieder erklärte: »Jetzt reicht es mir.«

»Ich habe Verständnis für solche Teile, Michael«, sagte ich. »Auch ich habe einen Teil, der mich manchmal von meinem Partner wegzieht, wenn ich mich bedroht fühle. Teile, die so etwas tun, sind offenbar sehr wehrhaft eingestellt.« Während ich weitersprach, nickte Michael. »Mir ist auch klar, dass das Verhalten dieses Teils schmerzhaft für meinen Partner ist.«

»Tja, wenigstens verstehen Sie, woher dieser Impuls kommt«, sagte Michael.

»Stimmt. Aber wenn Sie möchten, kann ich Ihnen eine andere Möglichkeit zeigen, sich sicher zu fühlen.«

In IFIO kümmern wir uns besonders um eine Reihe von bestimmten Problemen, die mit der Gegenübertragung verbunden sind. Das sind unter anderem Angst vor Wutausbrüchen und Konflikten, Unbehagen bei bestimmten Inhalten (zum Beispiel Affären, Sexualität, Sucht, unterschiedliche soziale Herkunft, Machtungleichgewicht). Dazu kommt der allgegenwärtige Teil, der als innere Kritikerin oder innerer Kritiker bezeichnet wird und der uns beschämt, indem er versucht, Gefühle von Beschämung und Scheitern zu verhindern. Oft hat dieser Teil absolut keine Ahnung, wie paradox und vergeblich sein Verhalten ist. Deshalb verschlimmert er das vorhandene Problem, indem er sich innerlich auf uns stürzt, wenn wir uns überfordert fühlen oder wenn wir stecken geblieben sind. Das folgende Beispiel demonstriert, wann und wie wir unseren kritischen Teilen helfen können.

Den Drachen zähmen: Zuneigung für die kritischen Teile in uns

»Ich will auf keinen Fall etwas zu den beiden sagen, was sie beschämen könnte«, erklärt Zoe mir, ihrer Supervisorin.
»Wie würde es denn dazu kommen?«, frage ich.
»Eigentlich will ich ihnen klipp und klar sagen, dass es kindisch und dämlich ist, wie sie miteinander reden. Und dass es mehr schadet als nützt.«
Zoe hat recht damit, dass das Verhalten des betreffenden Paars nicht gerade produktiv ist. Allerdings ist sie nicht in der Lage, effizient zu intervenieren, weil ein Teil, der von dem Paar getriggert wird, mit ihr verschmolzen ist.
»Vielleicht hat dieser Impuls eine bestimmte Bedeutung«, sage ich. »Jedenfalls interessiert mich der Teil, der so empfindet. Kannst du ihn jetzt gleich mal wahrnehmen?«
»Er ist wie eine starke Beklommenheit hier in meinem Bauch.«
»Ist es in Ordnung, wenn du dich darauf konzentrierst?«, frage ich. Dann schweige ich, weil ich darauf vertraue, dass Zoe dieses Thema bereits erkundet hat.

»Ach du Schande!«, sagt sie. »Ich weiß, woran mich das erinnert. Als ich klein war, haben meine Eltern sich ständig gestritten. Ich habe versucht zu vermitteln, natürlich erfolglos. Das ist mir aber peinlich.«

»Inwiefern?«

»Es ist mir peinlich, dass ich nach so vielen Jahren Ausbildung und Berufspraxis so leicht wieder in dieselbe Rolle verfalle, wenn ich mit Paaren arbeite.«

»Ein kritischer Teil, der dich fertigmacht?«, frage ich.

»Genau.«

»Wollen wir ihm helfen?«

Als Erstes getriggert wird ein solcher kritischer Teil oft sowohl bei Behandelnden wie Behandelten. Unsere beschützenden Teile bewerten unsere Leistungen kritisch, weil sie glauben: *Je mehr wir dich beschämen, desto besser wirst du und desto mehr leistest du.* Wenn wir das nicht bemerken und ihnen helfen, sich weniger extrem zu verhalten, kann ihr unermüdlicher Kommentar lähmend wirken.

»O je«, sagt Zoe. »Dieser Teil meint, inzwischen sollte ich das wirklich besser beherrschen. Er hat furchtbare Angst um meinen Ruf.«

»Was will er denn für dich?«

»Er sagt, er will einfach, dass ich eine anständige Therapeutin bin.«

»Willst du etwas zu ihm sagen?«

»So funktioniert das nicht.«

»Wie reagiert er darauf?«

»Das ist das Einzige, was funktioniert!«

»Wo hat dieser Teil denn gelernt, dass du dich verbesserst, wenn man dich kritisiert?«

Zoe überlegt. »Ich hatte eine Lernschwäche und wurde deshalb vor den anderen Kindern gedemütigt. Trotzdem habe ich mich weiter angestrengt, weil ich schreckliche Angst davor hatte, zu scheitern und Probleme zu bekommen. In meiner Familie zählt nichts als Leistung und Ehrgeiz.«

»Was glaubt dieser Teil eigentlich zu erreichen, wenn er dich kritisiert?«

»Er will mich wieder hinbekommen. Mich zu der Person machen, die ich sein soll. Wenn ich einen Fehler mache, putzt er mich sofort herunter.«

»Und was für Gefühle bringst du ihm entgegen?«, frage ich.

»Ach, den kenne ich schon seit vielen Jahren als einen Freund, der hart für mich arbeitet. Deshalb würde ich ihm gerne helfen, mit Würde in Rente zu gehen.« Zoe lächelt. »Aber für ihn kommt das nicht infrage.«

»Sind irgendwelche Teile in dir, die sich deshalb hoffnungslos fühlen?«, frage ich.

»Eindeutig.«

»Wie lange ist dieser Teil denn schon da?«

»Das weiß ich nicht genau. Aber ich erinnere mich, dass ich in der Grundschule mitten im Unterricht dastehen musste, während die Lehrer mich wegen wer weiß was ausgescholten haben. Ich glaube, dieser kritische Teil hat da weitergemacht, wo meine Lehrer aufgehört haben.«

»Wie fühlst du dich, wenn du dich an die Schule erinnerst?«

»Ziemlich traurig. Traurig wegen der Kleinen, die sich wie eine Versagerin vorgekommen ist, und traurig, dass andere Teile angefangen haben, sie zu kritisieren, weil sie meinten, das würde sie dazu bringen, besser als die anderen zu sein.«

Zoe wurde klar, dass die Beziehung zwischen dem Mädchen, das sich wie eine Versagerin vorkam, und dem kritischen Teil, der ihr zum Erfolg verhelfen versuchte, am stärksten bei der Arbeit mit bestimmten Klientinnen und Klienten zum Vorschein kam. Das hat ihr ein besseres Verständnis ihrer Vergangenheit vermittelt. Sie fing an, mit dem kritischen Teil so freundlich umzugehen, wie es ein ernsthaftes, eifriges Kind verdiente. Diese Haltung behielt sie bei, bis die von dem Teil beschützte Verbannte während ihrer therapeutischen Arbeit nicht mehr im Kreuzfeuer stand, wodurch das Selbst mit seiner Energie die Führung übernehmen konnte.

Mit schwierigen Themen umgehen

Bei der Paartherapie stoßen wir gelegentlich nicht nur auf die extremen Teile von Klientinnen und Klienten, sondern auch auf extreme Themen. Wenn wir vom Selbst aus in Verbindung mit unseren Teilen bleiben, vertraut das Paar eher darauf, dass wir offen und zugänglich bleiben, egal, um was es gehen mag. Schwierige Themen sind zum Beispiel Affären, Pornografiesucht, Fragen der Kindererziehung, ein Machtungleichgewicht, chronische und erbarmungslose Selbstkritik sowie mentale und physische Gesundheitsprobleme – um nur einige zu nennen. Wenn ein bestimmtes Thema im Widerspruch zu starken Überzeugungen in uns steht oder an unsere Vergangenheit oder aktuelle eigene Beziehungsprobleme rührt, ist es nicht leicht, in einem Zustand des vom Selbst geführten Bewusstseins zu bleiben. Das sieht man an dem folgenden Beispiel aus meiner Supervisionstätigkeit. Mein Gesprächspartner ist ein Therapeut, dessen Teile durch die Untreue einer Klientin aktiviert wurden.

»Was für eine Lügnerin!«, sagt Aram. »Da kommt diese Frau zur Therapie und schläft trotzdem weiter mit einem anderen Typen!«

»Was kommt dabei gerade in dir hoch?«, frage ich.

»Schlicht und einfach: Die Frau lügt und betrügt.«

»Und was bedeutet das für dich?«, frage ich beharrlich nach.

»Solange sie diese Affäre hat, kann ich nicht mit den beiden arbeiten.«

»Erklär das bitte genauer«, sage ich.

Aram zögert. »Tja, nach allem, was in der Literatur über Affären steht …« Er verstummt.

»Ich glaube, ich verstehe deine Gefühle«, sage ich. »Und ich weiß, dass viele von uns Teile haben, die heftig auf Untreue reagieren. Aber bevor ich entscheide, eine Therapie abzubrechen, lausche ich immer darauf, was meine reaktiven Teile sagen. Willst du das auch mal versuchen?«

»Ja, ja, ja, hab schon kapiert«, sagt Aram. »Also, sehen wir mal. Ich hatte ein starke Reaktion, nicht wahr?«

»Wer ist das?«, frage ich.

»Ein wütender, verurteilender Teil.«

»Wo spürst du den?«

»Ich habe einen Knoten im Magen«, sagt Aram und legt die Hand auf den Bauch.

Da Körperempfindungen oft zu verborgenen Informationen führen, sage ich: »Bleib einen Moment dabei, wenn das in Ordnung für dich ist.«

»Mein Vater hatte permanent Affären«, berichtet Aram. »Und ich habe ihn dafür gehasst. Ich wusste, was er tat, während meine Mutter es bloß vermutet hat. Abgesehen davon bin ich selbst betrogen worden. Da kann ich so ein Verhalten bei den Leuten, mit denen ich arbeite, doch nicht tolerieren!«

»Das leuchtet ein«, sage ich. »Was hat der Teil sonst noch zu sagen?«

»Es ist einfach zu schmerzhaft. Es ist nicht wiedergutzumachen, und wer so was tut, übernimmt nie die Verantwortung. Beziehungen mit Leuten, die sich so benehmen, sind nicht der Mühe wert.«

»Dein Vater und dein Partner haben also nie die Verantwortung für ihr Verhalten übernommen?«, frage ich.

»Genau. Genau wie der Mann von dieser Frau musste ich alleine damit zurechtkommen.«

Wir bitten jene Teile in unserem Innern, die ins Kreuzfeuer zwischen den beiden Personen vor uns geraten, uns aufgrund ihrer eigenen Erfahrung ihre Geschichte zu erzählen. Anschließend helfen wir ihnen, ihre Perspektive abzulegen, die die Situation lediglich schwarz-weiß beziehungsweise im Sinne von alles oder nichts sieht. In dem geschilderten Fall war es nur zu verständlich, dass Aram durch dieses Thema aus dem Konzept geriet, weil die entsprechenden Teile mit ihm verschmolzen waren. Eine bewusste, vom Selbst geführte Entscheidung darüber, ob er mit diesem Paar weiterarbeiten wollte oder nicht, konnte er nur treffen, wenn er seinem verurteilenden Teil und seinem verwundeten Verbannten half. Das heißt, wir machen uns dasselbe Angebot wie unseren Klientinnen und Klienten. In jedem Fall führt die innere Arbeit zu vom Selbst geführten Entscheidungen.

Bringen wir unseren Teilen Liebe entgegen!

In IFIO gehen wir mit Gegenübertragung um, indem wir uns in der Kehrtwende üben. Dadurch werden unsere Gefühle und unsere automatischen Reaktionen zu einer Chance, sowohl unsere hart für uns arbeitenden als auch unsere verletzten Teile zu lieben und dafür zu sorgen, dass die therapeutische Beziehung von Selbst-Führung und Präsenz geprägt ist.

Richard Schwartz (2013) sagt gerne: *Das Selbst wirkt heilend.* Gestützt wird diese Aussage durch Studien über Achtsamkeit und Selbstmitgefühl (Neff 2011). Sie kommen zu dem Schluss, dass diese beiden Faktoren nicht nur eine heilende Wirkung auf unser Inneres haben, sondern uns auch helfen, liebevoller mit anderen umzugehen.

Zusammenfassung

Wenngleich eine Gegenübertragung uns Informationen über die Teile unserer Klientinnen und Klienten liefern kann, betrachten wir unsere Reaktionen zuerst als Information über unsere eigenen Teile. Wie die Menschen, die zu uns in die Therapie kommen, haben auch wir Teile, die leiden und deshalb anfällig dafür sind, ins Kreuzfeuer eines Paarkonflikts zu geraten. So wie wir unseren Klientinnen und Klienten beibringen, freundlich und aufmerksam mit ihren Teilen umzugehen, so schließen wir auch selbst Freundschaft mit allem, was wir sind, und bezeugen, was wir durchgemacht haben. Die Praxis des Selbstmitgefühls macht es uns möglich, Verantwortung für unser Handeln zu übernehmen (Neff 2011).

– 7 –

BEDÜRFNISSE VERHANDELN

Auf den folgenden Seiten geht es um die entscheidende Frage, wie wir einem Paar helfen können, mit den Werkzeugen von IFIO über seine emotionalen Bedürfnisse zu verhandeln. Viele Menschen wissen nicht recht, was sie brauchen, und können nur unbeholfen darum bitten, dass eines ihrer Bedürfnisse erfüllt wird. Die IFIO-Methode vermittelt dem Paar Einsichten darin, wie es Verletzungen aus der Kindheit in die aktuelle Beziehung projiziert. Sie hilft den beiden, die wahren Bedürfnisse zu identifizieren, die unter ihrer Frustration, ihrer Wut und ihrem Ärger verborgen sind. Außerdem vermitteln wir ihnen, wie sie darum bitten können, dass diese Bedürfnisse erfüllt werden, statt die andere Person mit Drohungen unter Druck zu setzen. Und nicht zuletzt helfen wir beiden, eine liebevolle Beziehung zu den eigenen Teilen aufrechtzuerhalten, damit sich kein Teil allein fühlt, wenn die andere Person gerade nicht zugänglich ist.

Wahre Bedürfnisse

Zu den Bedürfnissen, die uns allen gemein sind, gehört jenes, sich anerkannt, verstanden und geliebt zu fühlen. Wir brauchen emotionale Sicherheit, Verbundenheit und das gefühlte Wissen, dass wir nicht allein sind (Siegel 2009). Meiner Erfahrung nach schämen sich jedoch viele Menschen wegen ihrer Bedürfnisse; es fällt ihnen schwer, sie anzuerkennen, und sie wissen nicht, wie sie Partnerin oder Partner dazu bringen sollen, diese Bedürfnisse zu erfüllen. Zu Beginn der Beziehung scheint das Verhandeln darüber oft leicht zu sein, weil man im Zustand der Verliebtheit meist emotional zugänglich ist, ohne darum gebeten zu werden. Aber wenn die Zeit vergeht und das Paar mit Meinungsverschiedenheiten, Fehlkommunikation und Momenten mangelnden Aufeinandereingestimmtseins konfrontiert ist (von den Herausforderungen des Alltags ganz zu schweigen), bilden sich Schutzwälle, die Aufmerksamkeit füreinander schwindet, und Bedürfnisse können als gefährliche Schwachstelle erscheinen.

Wenn das Bedürfnis nach Liebe und Verbundenheit Gefühle von Einsamkeit, Traurigkeit, Angst, Sehnsucht und Scham hervorruft, sind wir wahrscheinlich mit einem verbannten Teil verschmolzen. Verfallen wir hingegen in ineffiziente Verhaltensweisen wie Angriff oder Rückzug, mit denen verwundete Verbannte verteidigt werden sollen, sind wir mit einem beschützenden Teil verschmolzen. Damit eine Paarbeziehung lebensfähig ist, müssen die emotionalen Bedürfnisse erfüllt werden. An den Beispielen in diesem Buch ist jedoch erkennbar, dass unsere beschützenden Teile nicht wirksam in der Lage sind, Bedürfnisse zu vermitteln. Sie haben nicht die Aufgabe, Beziehungen aufzubauen; ihre Mission besteht darin, eine Wiederholung vergangener Ereignisse zu verhindern, und manchmal wollen sie sogar schlicht die Vergangenheit verhindern. Wie wir natürlich wissen, haben sie keine Ahnung, wie sie Ersteres zustande bringen sollen, und Letzteres ist ohnehin unmöglich.

In IFIO unterstützen wir das Paar dabei zu lernen, wie man für seine Teile sprechen und freundlich um etwas bitten kann, statt Partnerin oder Partner durch Drohungen zur Reaktion zu zwingen. Sobald die beiden fähig sind, geschickter zu verhandeln, nimmt die Wahrscheinlichkeit ab, dass beschützende Teile angreifen oder sich zurückziehen. Das wiederum ermöglicht es der Therapie, nach innen und außen ein optimaleres und stabileres Gefühl von Verbundenheit und Differenzierung zu fördern. Wenngleich Verhaltensänderungen Zeit brauchen, können sich Paare mit entsprechender Praxis, Geduld und Wiederholung tatsächlich ändern (Lind-Kyle 2009). Nach meiner Erfahrung entsteht der Ansporn dazu, bei diesem Prozess zu bleiben, großteils durch die Kehrwende. Sie bringt das Paar dazu, wahrzunehmen, wie es Kindheitsverletzungen in die Gegenwart projiziert, und hilft ihm, die wahren Bedürfnisse zu entdecken, die unter Frustration, Wut und Verärgerung verborgen sind.

Schritte zum Ziel

Der folgende Fall demonstriert sechs Schritte, die dem Paar helfen, emotionale Bedürfnisse zu identifizieren und sie zu erfüllen. **Erstens** identifizieren wir die Probleme. **Zweitens** identifizieren wir den Zyklus von Streit (oder Kommunikationskollaps), in dem das Paar sich befindet, was oft am meisten Zeit braucht. **Drittens** würdigen wir frustrierte oder wütende beschützende Teile und sorgen dafür, dass sie sich lösen. **Viertens** führen wir die beiden Personen nacheinander zu einer Kehrtwende, indem sie die Kindheitsereignisse erforschen, durch die das hinter Wut und Ärger verborgene Bedürfnis erkennbar wird. **Fünftens** helfen wir beiden, sich wieder Partnerin oder Partner zuzuwenden und für das zu sprechen, was sie erfahren haben. **Sechstens** vermitteln wir beiden, wie sie im Hier und Jetzt darum bitten können, dass ein Bedürfnis erfüllt wird.

EMOTIONALE BEDÜRFNISSE ENTDECKEN UND ERFÜLLEN

1. Wir identifizieren die Probleme.
2. Wir identifizieren den Zyklus von Streit (oder Kollaps), in dem das Paar steckt.
3. Wir würdigen frustrierte oder wütende beschützende Teile und helfen ihnen, sich zu lösen.
4. Wir vermitteln den beiden nacheinander, wie man eine Kehrtwende vollzieht und Kindheitsereignisse erforscht, um die hinter Wut und Ärger verborgenen Bedürfnisse zu begreifen.
5. Wir helfen beiden, sich wieder Partnerin oder Partner zuzuwenden und für das zu sprechen, was sie erfahren haben.
6. Wir vermitteln beiden, wie sie darum bitten können, dass ein Bedürfnis im Hier und Jetzt erfüllt wird.

Erster Schritt:
Die Probleme identifizieren

Tom und Isabel

»Ich habe ihn zur Therapie überredet, damit er etwas über seine Gefühle erfahren kann«, verkündet Isabel nach mehreren Sitzungen.
Auf eine solche Eröffnung stößt man in der Paartherapie häufig. Die eine Person hat vorgeschlagen, gemeinsam eine Therapie zu machen, weil sie hofft, dass die andere dann bereit sein wird, ihr emotionales Leben erforschen zu lassen. Da dieser Vorschlag jedoch von einem verzweifelten Teil kommt, wird er von Partnerin oder Partner normalerweise als Forderung interpretiert.

»Tja, Tom«, sage ich und wende mich Isabels Mann zu, »wenn Isabel sagt, sie will, dass Sie über Ihre Gefühle sprechen, was bedeutet das dann für Sie?«

»Also, ehrlich gesagt ... ich habe gar nicht so viele Gefühle«, erwidert Tom.

»Schon kapiert«, sage ich. **»Aber was sagen Sie jetzt gerade zu sich? Über sich selbst und Isabel, meine ich.«**

Er schweigt einen Moment. »Ehrlich?«

»Ehrlich«, sage ich.

»Ich habe keine Ahnung, was sie von mir will. Ich bin nämlich kein Typ, der ständig irgendwas fühlt oder redet. Ich bin ein Macher. Oft weiß ich überhaupt nicht, worum sie mich bittet. Ich versuche ja, ihr zu geben, was sie haben will, aber offenbar weiß ich nicht, wie.«

»Du versuchst es gar nicht«, sagt Isabel mit kaum hörbarer Stimme.

»Isabel«, sage ich und wende mich ihr zu, **»was spüren Sie jetzt, in diesem Moment?«**

»Ich bin frustriert.«

»Das verstehe ich«, sage ich sanft. **»Und was steckt unter Ihrer Frustration?«**

Isabel starrt aus dem Fenster. Sie dreht sich auf ihrem Stuhl mir zu und zugleich von Tom weg.

»Ich bin einsam«, sagt sie, »und zwar schon seit langer Zeit. Ich fühle mich hoffnungslos ... so, als ob es in unserer Beziehung immer eine Kluft geben würde.«

»Tom«, sage ich, **»jetzt würde mich interessieren, was Sie da hören.«**

»Ich bin es gewohnt, dass sie wütend ist.« Er schweigt einen Moment. »Dass sie sich hoffnungslos fühlt, wusste ich nicht.«

»Und wie ist es, wenn Sie hören, dass Isabel einen hoffnungslosen Teil hat?«, frage ich, wobei ich die Gelegenheit nutze, die Sprache der Teile einzuführen.

»Das bedrückt mich.«

»Was will dieser bedrückte Teil in Ihnen zu Isabel sagen?«

»Ich will, dass du glücklich bist. Und ich will nicht, dass du dich hoffnungslos fühlst.« Er sieht Isabel an. »Mir ist bewusst, dass ich irgendetwas anders machen soll. Ich weiß nur nicht, wie ich das tun kann.«

»Das glaube ich dir nicht!«, fährt Isabel ihn an.
Tom blickt niedergeschlagen drein.
»Und was ist jetzt gerade in Ihnen los?«, frage ich Isabel.
»So leicht lasse ich ihn nicht davonkommen«, sagt sie mit trotzigem Blick.

THERAPEUTISCHE TIPPS

Wenn eine der beiden Personen verletzlich ist und die andere angreift:

- Würdigen Sie die Verletzlichkeit (den verbannten Teil), von der der Angriff ausgeht.
- Helfen Sie dem angreifenden Teil anschließend klar, entschlossen und freundlich, sich zu lösen.

Zweiter Schritt: Den Zyklus von Streit (oder Kollaps) identifizieren, in dem das Paar steckt

Isabel ist wütend, nachdem sie so lange kaum Verbundenheit zu ihrem Mann empfunden hat. Wenn sich über viele Jahre hinweg beziehungsbedingte Verletzungen angesammelt haben, braucht es Zeit, sie zu entwirren und wiedergutzumachen. Dadurch, dass Tom einen Moment der Verletzlichkeit gezeigt hat (wenn auch ohne seine Gefühle klar auszudrücken), hat sich Isabels Enttäuschung nicht einfach in Luft aufgelöst.
»Das Sie wütend sind, leuchtet mir ein«, sage ich zu Isabel. »Sie bitten um etwas, was wichtig und bedeutsam ist, und Sie haben einen Teil, der wütend ist, weil er so viele Jahre gewartet hat. Stimmt das so?«
»Ja«, erwidert Isabel.

Dritter Schritt: Frustrierte oder wütende beschützende Teile würdigen und ihnen helfen, sich zu lösen

»Und was befürchtet dieser Teil, wenn er nicht Front gegen Tom machen würde?«
»Dann kriegt Tom nie den Hintern hoch!«, sagt sie.
»Und dann?«
»Wird unser Leben so weitergehen! Dann ändert sich nie etwas.«
In IFIO nehmen wir an, dass ein beschützender Teil wie der von Isabel sich verzweifelt bemüht, eine Verbindung herzustellen. Deshalb würdigen wir seine Absicht immer wieder, allerdings ohne sein Verhalten gutzuheißen.
»Offenbar meint dieser wütende Teil, dass das, was er im Sinn hat, gut für Sie und vielleicht auch gut für Ihre Beziehung sein wird. Stimmt das so?«
»Das könnte man wohl so sagen, ja.«
»Und er glaubt, die einzige Möglichkeit, Tom bei der Stange zu halten, besteht darin, wütend zu bleiben, selbst wenn Tom genau das tut, worum Sie ihn gebeten haben, also wenn er sich allmählich seiner Gefühle bewusst wird?«
»Wenn Sie es so ausdrücken, hört es sich an, als wäre ich völlig meschugge«, sagt Isabel. »Aber er ändert sich eben nie!« Sie ist immer noch zu stark mit ihrem wütenden Teil verschmolzen, um Toms Besorgtheit als Fortschritt wahrzunehmen.
»Es ist ziemlich mühsam, jemand anders dazu zu bringen, sich zu ändern«, sage ich zu beiden. »Aus meiner Sicht ist das Muster, in dem Sie jetzt stecken, frustrierend und schmerzhaft, und ich glaube, es geht auch anders. **Deshalb würde ich Ihnen gern helfen, effizienter miteinander zu verhandeln, damit Sie beide bekommen können, was Sie brauchen.**«
»Also, *ich* bitte immer um das, was ich brauche«, sagt Isabel.
»Das glaube ich Ihnen«, sagte ich. »So, wie ich es verstehe, haben Sie beide bestimmte Teile, die Bitten vorbringen – aber diese Bitten sind in Kritik gehüllt. **Ich kann Ihnen vermitteln, wie Sie erfolgreicher um etwas bitten können.**«
»Dafür sind wir ja da«, sagt Tom.

Ich sehe erst ihn an und warte dann darauf, wie Isabel reagiert. Die schweigt.

»Wären Sie bereit, mehr über den Teil von Ihnen herauszufinden, der so frustriert ist?«, frage ich sie schließlich.

»Den kann ich im ganzen Körper spüren«, sagt sie

»Dann konzentrieren Sie sich doch jetzt einmal auf ihn. Lassen Sie ihn einen Moment da sein, ohne sich zu wünschen, dass er weggeht.« Nach einer Weile frage ich: »Was empfinden Sie ihm gegenüber?«

»Ich verstehe ihn.«

»Sagen Sie ihm genau, was Sie verstehen, und spüren Sie nach, ob noch mehr da ist.«

Nachdem ich Isabel wieder eine Weile Zeit gelassen habe, bei dem Teil zu sein, frage ich: »Wie ist es für diesen Teil, wenn Sie ihm Verständnis entgegenbringen?«

»Gut.«

»Was befürchtet er denn, wenn er nicht wütend bleiben würde?«

»Dass Tom es nie kapiert.«

»Und was will dieser Teil Tom kapieren lassen?«

»Das ich mich nicht alleine fühlen will. Ich will, dass Tom mich versteht, dass er mir zuhört, dass er sich um meine Gefühle kümmert und seine eigenen versteht.«

»Wie reagiert Tom auf diesen Teil?«

»Er wehrt sich gegen ihn«, sagt Isabel.

»Können Sie einen Schritt zurücktreten, um den Kreislauf zu beobachten, in dem Sie und Tom sich befinden? Was passiert, wenn es zwischen Ihrer Wut und Toms Widerstand zu einer Pattsituation kommt?«

»Dann geht es uns miserabel.«

»Ist Ihr wütender Teil sich dessen bewusst?«

»Das ist ihm egal«, sagt Isabel. »Sonst funktioniert ja nichts.«

»Das stimmt, bisher hat sonst nichts funktioniert«, stimme ich zu. »Aber noch einmal: Was befürchtet er, wenn er mit dem aufhören würde, was er tut? Was würde dann mit Ihnen passieren?«

»Ich wäre allein.«

Vierter Schritt: Die Situation in der Kindheit suchen

»Beschützt Ihre Wut vielleicht einen anderen Teil?«, frage ich Isabel.

»Da ist ein einsames kleines Mädchen in mir drin«, sagt sie nach einem Moment. Gemeint ist die verwundete Verbannte, die den wütenden Teil dazu gebracht hat, sie zu beschützen.

»Welche Gefühle bringen Sie der Kleinen entgegen?«

»Ich bin traurig.«

»Sie sind traurig, wenn Sie ihr das Herz öffnen?«, frage ich.

»Ja«, antwortet Isabel.

»Und wie reagiert die Kleine?«

»Sie ist immer noch traurig.«

»Ja, das ist sie. Was will sie Ihnen denn über ihre Einsamkeit und Traurigkeit mitteilen?«

»Man hat sie die ganze Zeit allein gelassen. Niemand war für sie da. Jedenfalls nicht emotional.«

»Spürt sie, dass Sie jetzt hier bei ihr sind?«

»Ja.«

»Was braucht sie von Ihnen?«

»Sie will, dass ich ihr zuhöre.«

»Ist das für Sie in Ordnung?«

Isabel macht die Augen auf. »Aber ich will, dass *Tom* das tut«, sagte sie. »Immer muss ich mich um mich selbst kümmern!«

So schrill diese Reaktion eines alarmierten beschützenden Teils auch sein mag, sie kommt häufig vor, vor allem bei Personen, die in der Kindheit vernachlässigt wurden. Die beste Strategie besteht darin, das Bedürfnis nach liebevoller Aufmerksamkeit zu normalisieren und zu würdigen.

»Natürlich wollen Sie, dass Tom das tut«, sage ich. »Darauf arbeiten wir auch hin. Aber zuerst sollten Sie das kleine Mädchen besser kennenlernen.«

»Wieso?«

»Weil Tom nicht immer für die Kleine da sein kann, aber Sie können das. Daher braucht sie Sie beide.«

Isabel schließt wieder die Augen und schweigt eine Weile. »Man hätte mich nie alleinlassen dürfen!«, sagt sie plötzlich, Tränen in den Augen. Da ich merke, dass sie jetzt *als* statt *für* das kleine Mädchen spricht, sage ich: »Das stimmt. Hören Sie das, Isabel? Man hätte sie nie alleinlassen dürfen. Sie hat es nicht verdient, so behandelt zu werden. Kein Kind verdient so was.«

»Sie dachte, sie ist es nicht wert, geliebt zu werden.«

Ich werfe einen Blick auf Tom, der genickt hat. Er ist eindeutig bei der Sache. Dann wende ich mich wieder Isabel zu und frage: »Und was ist die Kleine in Wahrheit?«

»Sie ist wunderschön und total lebendig! Sie ist ein liebes Kind.«

»Hört sie, dass Sie das sagen?«

»Ach, das ist aber traurig! Sie fragt sich, wo ich die ganze Zeit gewesen bin.«

»Und was sagen Sie zu ihr?«, frage ich.

»Ich wollte dich nicht alleinlassen. Und jetzt bin ich da.«

»Wie reagiert sie?«

»Sie freut sich, vertraut mir aber nicht.«

»Was braucht sie dann jetzt von Ihnen?«

»Sie will nicht, dass ich wieder weggehe.«

»Sie will bei Ihnen bleiben. Ist das für Sie in Ordnung? Dann sagen Sie es ihr. Und sagen Sie ihr, dass wir wiederkommen werden, um ihr zu helfen.«

»Gut, das mache ich«, sagt Isabel.

»Ist es in Ordnung, wenn ich Ihnen jetzt eine Frage zu einem anderen Teil stelle?«

»Ja.«

»Wie ist die Beziehung zwischen der Kleinen und dem wütenden Teil?«

»Er sagt, dass er sie beschützt.«

»Und was tut er jetzt gerade?«

»Er beobachtet alles.«

»Nachdem die Kleine sich so viele Jahre isoliert und allein gefühlt hat, ist es kein Wunder, dass er deshalb wütend geworden ist«, sage ich. »Mit ihm können wir uns auch wieder beschäftigen. Aber ist es jetzt okay, wenn wir uns wieder Tom zuwenden?«

Fünfter Schritt: Sich mit der gewonnenen Einsicht Partnerin oder Partner zuwenden

Isabel öffnet die Augen und sieht Tom an.
»Ich habe gehört, was du gesagt hast«, sagt er. »Es tut mir leid«, fügt er nach einer Pause hinzu. »Ich weiß schon, dass ich manchmal abschalte. Aber es ist nicht so, dass ich dich dadurch alleinlassen will.«
Ich sehe Isabel an. »Wie ist es für Sie, wenn Tom Ihnen zuhört?«
»Besser«, antwortet sie.

Sechster Schritt: Eine Bitte äußern

Bevor wir eine der beiden Personen dazu ermutigen, verletzlicher zu werden, indem sie eine Bitte äußert, müssen wir einschätzen, ob sie über genügend Selbst-Energie verfügt, ein Nein ertragen zu können. Außerdem müssen wir ihr helfen, sich von ihren jungen Teilen zu lösen und sich um diese zu kümmern, indem sie in sich hineinspürt und *für* das Bedürfnis spricht. Wenn die andere Person dann mit Nein antwortet oder lediglich offen dafür ist, einen Teil der Bitte zu erfüllen, ist der verletzliche Teil (der das Bedürfnis hat) bereits mit dem Selbst verbunden und dadurch einigermaßen gegen eine erneute Verletzung geschützt.
»Haben Sie jetzt eine Bitte an Tom?«, frage ich Isabel.
»Gehst du heute nach dem Abendessen mit mir und dem Hund spazieren?«, fragt sie.
Er verzieht den Mund zu einem schiefen Lächeln. »Also, *das* schaffe ich schon.«
Der nächste Schritt nach diesem Punkt würde darin bestehen, dass Tom sich mit den Teilen beschäftigt, die ihn dazu gebracht haben, sich zu verschließen.

Wir haben in jedem Moment eine Wahl

Auf der Grundlage einer Übung, die 1995 von Kate und Joel Feldman für die Paare in ihren Workshops entwickelt wurde, habe ich vor mehreren Jahren selbst eine Übung ausgearbeitet. Sie zielt darauf ab, die hinter Wut und Ärger verborgenen emotionalen Bedürfnisse zu erforschen und effizient Bitten zu äußern. Unter dem Titel *A Choice in Every Moment*© ist sie mit dem Copyright geschützt. Sie soll dem Paar helfen, gewissermaßen einen Gang herunterzuschalten und in mehreren Schritten ein möglichst starkes Gefühl dafür entstehen lassen, dass man die Wahl hat, wie man auf Partnerin oder Partner reagiert. Zuerst wird Zugang zu dem frustrierten Teil gesucht, dann geht es darum, sich wiederholende Interaktionsmuster zu erkennen, dann wird die Kindheitsgeschichte erforscht, um den verbannten Teil zu identifizieren, der das Verhalten auslöst, und schließlich lauscht man vom Selbst aus auf das Bedürfnis dieses Teils. Ziel der Übung ist es, das Paar so weit zu beruhigen, dass es die Sehnsüchte und die zentralen emotionalen Bedürfnisse erforschen und verstehen kann, die in der Kindheit verbannt wurden. Sobald die beiden sich in die ursprüngliche Erfahrung ihrer Verletzung hineinversetzen und begreifen, wie ein zentrales Bedürfnis wegen dieser Verletzung unerfüllt blieb, treten sie den aktuellen Bedürfnissen ihrer Teile mit mehr Toleranz und Mitgefühl entgegen. Das wiederum hilft ihnen, sich von diesen Teilen zu lösen und geschickter um etwas zu bitten, nämlich vom Selbst statt von ihren beschützenden Teilen aus. Vielleicht am wichtigsten ist jedoch: Wenn beide eine vom Selbst geführte Beziehung zu ihren Teilen haben, erkennen sie wesentlich besser, dass sie Wahlmöglichkeiten bei jeder Reaktion haben, egal, ob ihr Gegenüber gerade zugänglich ist oder nicht.

THERAPEUTISCHER TIPP

Machen Sie die folgende Übung selbst, bevor Sie sie mit einem Paar machen. Integrieren Sie das Material von innen her, indem Sie Ihre eigenen Bedürfnisse erforschen. Normalerweise mache ich die Übung als geführte Meditation und lasse das Paar dann schriftlich die Fragen beantworten, bevor die beiden über ihre gemeinsame Erfahrung sprechen.

WIR HABEN IN JEDEM MOMENT EINE WAHL

- Richten Sie die Aufmerksamkeit auf Ihre Wut oder Frustration: Was nehmen Sie wahr? Was hören Sie?
- Wie reagieren Sie hauptsächlich automatisch, wenn Sie sich frustriert fühlen?
  - Sind Sie zum Beispiel wütend, ungeduldig, unterwürfig; wollen Sie kontrollieren, manipulieren, analysieren?
  - Fragen Sie sich, wer da eigentlich reagiert, und nehmen Sie den betreffenden Teil wahr.
- Wie reagiert Ihre Partnerin/Ihr Partner normalerweise, wenn Sie sich so verhalten?
- Was geschieht in Ihrem Innern, wenn Partnerin oder Partner so reagiert?
  - Sind Sie zum Beispiel wütend, ärgerlich, traurig, glücklich, aufgeregt, beklommen ...
- Was fällt Ihnen an diesem Kreislauf aus Aktion und Reaktion zwischen Ihren beschützenden Teilen und denen von Partnerin oder Partner auf?

- Wenn Sie Ihrem frustrierten beschützenden Teil aufmerksam zuhören, können Sie dann den verletzlichen (verbannten) Teil dahinter spüren?
- Was sehen, spüren oder empfinden Sie in Bezug auf den verbannten Teil?
- Welches Ereignis oder welches Interaktionsmuster in der Kindheit hat diesen Teil verletzt?
- Was hat der Teil damals von einer Bezugsperson gebraucht, aber nicht bekommen?
- Fragen Sie ihn, ob Sie ihm wenigstens ein bisschen davon jetzt gleich geben können.

• Was brauchen Sie von Partnerin oder Partner in Bezug auf diesen Teil oder dieses Problem?

• Versuchen Sie jetzt, mit Partnerin oder Partner für diese Teile zu sprechen.
  - Können Sie in diesem Moment vom Selbst aus um etwas bitten?

Zusammenfassung

Aus der therapeutischen Perspektive sehen wir Wut und Frustration als entscheidende Hinweise auf die in der Kindheit nicht erfüllten Bedürfnisse der beiden Personen, gesehen, gehört und verstanden zu werden. Wir helfen den beiden, unter die Oberfläche zu tauchen und zu sehen, auf welche Weise diese Bedürfnisse ihre beschützenden Teile antreiben. Manchmal haften die beiden an der Ansicht, wenn sie für sich selbst sorgen, würden sie ihr Versprechen vernachlässigen, füreinander zu sorgen. Dann sind sie oft erstaunt, wenn wir ihnen versichern, dass es für die Beziehung unverzichtbar ist, für sich selbst zu sorgen, dass es ein Ausdruck gegenseitiger Großzügigkeit ist und dass das Selbst eine Quelle von Liebe darstellt, wenn Partnerin oder Partner gerade nicht zugänglich sind. Zudem vermitteln wir, dass es völlig in Ordnung ist, Partnerin oder Partner um die Erfüllung eines Bedürfnisses zu bitten, und dass man das auf geschickte Weise tun kann. Und dann helfen wir den beiden, das zu üben.

– 8 –

DU, ICH, WIR? DER UMGANG MIT KORRESPONDIERENDEN, ABER IN KONFLIKT STEHENDEN BEDÜRFNISSEN

In diesem Kapitel befassen wir uns mit der Frage, wie man mit Bedürfnissen umgeht, die korrespondieren, jedoch in Konflikt zueinander stehen. Das ist ein Phänomen, mit dem alle Paare zurechtkommen müssen. In der therapeutischen Rolle normalisieren wir diese Erfahrung und vermitteln den beiden, dass sie lernen können, über kollidierende Bedürfnisse zu verhandeln. Wir helfen ihnen zu erkennen, dass sie beide berechtigte Bedürfnisse haben. Dass sie in der Kindheit beschämt wurden, nur weil sie solche Bedürfnisse hatten, hat sie bisher jedoch daran gehindert, erfolgreich darüber zu sprechen.

Meine Bedürfnisse, deine Bedürfnisse

Wenn es darum geht, ein Bedürfnis erfüllt zu bekommen, stellen sich zwei miteinander verknüpfte Fragen: Was tun wir, wenn Partnerin oder Partner gerade nicht in der Lage sind, uns das, was wir brauchen, genau dann zu geben, wenn wir es haben wollen? Und welches Bedürfnis hat Vorrang, wenn unsere Bedürfnisse gerade in Konflikt zueinander stehen? Die therapeutische Arbeit zielt hier darauf ab, dass das Paar diese Fragen verhandeln lernt, ohne in einen bitteren Machtkampf zu verfallen. Nach unserem Modell können verbannte Teile, die von schmerzhaften Kindheitserfahrungen erlöst werden wollen, das, was sie brauchen, zuerst vom Selbst erhalten und dann erst von Partnerin oder Partner (Schwartz 2019). Sobald die beiden Personen eine sichere, differenzierte Bindung zwischen ihren Teilen und dem Selbst etabliert haben, konzentrieren sie sich erfahrungsgemäß weniger darauf, dass die oder der andere sich ändern soll. Außerdem sind sie präsenter und zugänglicher für die Bedürfnisse anderer, ohne überfordert oder ärgerlich zu sein. Zugleich können sie lernen, behutsam Grenzen zu setzen, wenn ihre eigenen Bedürfnisse in den Vordergrund treten. Ich erinnere das Paar daran, dass ein Ungleichgewicht bei dieser Verhandlung – zum Beispiel dadurch, dass immer die Bedürfnisse einer der beiden Personen Vorrang haben –, die Beziehung belasten und Teil der therapeutischen Arbeit sein werden.

Vera und Peter

»Was ist das Thema, an dem Sie heute arbeiten wollten?«, frage ich.
»Nur zu«, sagt Vera und sieht Peter an.
»Ich habe das Gefühl, dass ich ständig hinter Vera herlaufe, damit sie mehr Zeit mit mir verbringt«, sagt Peter. »Sie macht nie Pause, sitzt immer am Computer oder telefoniert. Ich bin nicht mehr so wichtig für sie ... jedenfalls nicht so wie früher. Wenn ich mich nicht anstrengen würde, würden wir wahrscheinlich gar keine Zeit miteinander verbringen, in Urlaub fahren oder auch nur Sex haben!«

Ich werfe einen Blick auf Vera, um sie einzubeziehen.
»Peter«, sagt sie, »schließlich verdiene ich die Brötchen für uns. Ich arbeite die ganze Zeit. Wenn ich nach Hause komme, bin ich erschöpft. Die Kinder brauchen mich, du brauchst mich, und ich will bloß ein bisschen Zeit für mich, um einen klaren Kopf zu bekommen.«
Ein solcher Ablauf ist bei Paaren häufig zu beobachten. Egal, worum es bei der Auseinandersetzung oberflächlich geht, helfe ich den beiden zu verstehen, was dem Konflikt zugrunde liegt.
»Also, Peter, Sie haben gesagt, **dass Sie hinter Vera herlaufen, um mit ihr zusammen sein zu können. Sagen Sie mir doch, wie Sie das machen.**«
»Tja, ich bin der Bittsteller«, sagt Peter. »Ich bitte und bitte und bitte. Irgendwann bin ich allerdings frustriert, und dann haben meine Bitten zweifellos einen gewissen Beigeschmack.«
Wie wir sehen, bemüht die eine Person sich oft um mehr Nähe, während die andere Freiraum für sich fordert. Wer mehr Nähe sucht, kann von der Person, die Distanz braucht, leicht als *bedürftig* gesehen werden, während er diese als abweisend empfindet. Personen, die ihren Wunsch nach individuellem Freiraum als Bedürfnis nach Unabhängigkeit begreifen, sind meiner Erfahrung nach eher vermeidend, während jene, die nach Nähe suchen, oft Angst davor haben, allein zu sein. So oder so können sich beide wegen ihrer jeweiligen Rolle schämen, während sie nach einer gesunden Differenzierung suchen.
Da ich bemerke, dass Vera die Lippen zusammengepresst und die Arme verschränkt hat, spreche ich sie direkt an. »**Was ist gerade los bei Ihnen?**«
»Peter stellt es so dar, als ob ich überhaupt nichts dazu beitragen würde, dass unsere Beziehung funktioniert.«
»Also«, sage ich freundlich, »haben Sie Peter gerade so verstanden, dass er meint, Sie würden nichts beitragen?«
Peter schüttelt den Kopf und seufzt. »Das habe ich doch gar nicht gesagt. Aber das ist ja das Problem. Vera ist so empfindlich und versteht alles als Kritik. Deshalb hat es keinen Sinn, auch nur zu versuchen, miteinander zu reden.«
»Kein Wunder«, sagt Vera. »Schließlich kapierst du gar nicht, was du sagst, und übernimmst keinerlei Verantwortung dafür, wie du mit mir redest!«

»Moment«, sage ich zu beiden. »**Machen wir mal langsam und schauen, ob ich richtig verstanden habe.** Peter, Sie haben einen Teil, der das Gefühl hat, dass Sie nicht genügend Zeit mit Vera verbringen. Dieser Teil ist enttäuscht, wenn Vera sich kritisiert fühlt, weil Sie sie um mehr von ihrer Zeit bitten. Und Sie, Vera, Sie arbeiten viel. Der Teil von Ihnen, der Zeit braucht, sich auszuruhen, fühlt sich von Peter angegriffen, wenn der mehr Zeit mit Ihnen verbringen will. Stimmt das so?«
»Ja«, sagen beide.
»Ich habe den Eindruck«, fügt Vera hinzu und sieht Peter an, »dass ich es dir einfach nicht recht machen kann, egal, wie ich mich anstrenge. Nichts, was ich tue, stellt dich zufrieden.«
Ich wende mich an Vera. »Wären Sie bereit, einen Moment bei dem Teil zu bleiben, der gerade gesagt hat, er kann es Peter nicht recht machen?«
»Ich bin erschöpft«, erwidert Vera. »Ständig muss ich auf der Hut sein.«
»Und welcher Teil braucht zuerst Ihre Aufmerksamkeit, derjenige, der es *nicht recht machen kann*, derjenige, der *erschöpft* ist, oder derjenige, der *ständig auf der Hut* ist?«
»Der, der ständig auf der Hut ist.«
»Welche Gefühle bringen Sie ihm entgegen?«
»Ach, den kenne ich sehr gut!«
»Und wie steht es mit Ihren Gefühlen?«
»Ich bin ihm dankbar.«
»Wen beschützt er denn?«
»Als ich klein war, wollte mein Vater ständig im Zentrum der Aufmerksamkeit stehen. Wirklich ständig. Es war regelreicht peinlich. Insgeheim hat meine Mutter ihn gehasst, und meine Brüder haben allesamt verrückt gespielt. Da habe ich einfach gelernt zu verschwinden. Allein zu sein war besser, als bei den anderen zu sein.«
»Also beschützt dieser Teil ein Mädchen, das das Gefühl hatte, keinen Platz in ihrer Familie zu haben. Daher hat sie gelernt zu verschwinden, weil die Bedürfnisse ihres Vaters die ganze Atemluft aufgesaugt haben?«
»Ja, das bin ich. Dieser beschützende Teil mag bedürftige Leute nicht.«
»Leuchtet es Ihnen dann ein, dass dieser Teil vor Peters Bedürfnissen auf der Hut ist?«

»Ja«, sagt Vera nach einem kurzen Moment.
Ich wende mich an Peter. »Wie war es denn in Ihrer Familie?«
»Ich war eines von sieben Kindern. Ehrlich gesagt, habe ich entweder versucht, auf mich aufmerksam zu machen, oder auf die Gelegenheit dafür gewartet.«
»Wenn es eine Möglichkeit gäbe, dass Sie beide über Ihre Bedürfnisse verhandeln, ohne Angst zu haben, entweder kritisiert oder verlassen zu werden, wären Sie dann bereit, das zu erlernen?«
Beide nicken.
»In Ordnung. Dann werde ich Ihnen dabei helfen.«

In der nächsten Sitzung

In der folgenden Sitzung fängt Peter so an: »Ich habe Vera letzte Woche um etwas gebeten, und das ist nicht gut gelaufen.«
»Sind die Teile von Ihnen beiden aneinandergeraten?«, frage ich.
»Ja«, sagt Vera.
»Spielen wir das doch noch mal durch«, sage ich. **»Erzählen Sie mir zuerst, was passiert ist, damit wir es untersuchen können. Vielleicht lernen wir Teile kennen, die automatisch reagiert haben. Und dann versuchen wir es noch einmal auf andere Weise.«**
»Als Vera von der Arbeit nach Hause gekommen ist, habe ich sie gefragt, ob sie ein bisschen Zeit mit mir und den Kindern verbringen kann, bevor sie ihre Mailbox abhört oder ihre E-Mails checkt«, berichtet Peter. »Ich glaube, das habe ich eigentlich ganz geschickt getan.«
»Mag sein«, sagt Vera. »Das hört sich einleuchtend an, aber er weiß, dass ich auf so was nicht eingehen kann, und er weiß auch, warum. Deshalb war es eine Falle.«
»Wie haben Sie sich gefühlt?«, frage ich sie.
»Ich war wütend. Und ich weiß, dass ich schroff reagiert habe.«
»Und was hat Ihr wütender Teil sich erhofft?«
»Eine Grenze zu setzen. Wieder einmal!«

»Was war das Wichtigste für den wütenden Teil daran, auf diese Weise eine Grenze zu setzen?«
»Dass er sie bekommt.«
»Und **was ist dann passiert?«**
»Natürlich hat Peter sich verletzt gefühlt.«
»Ich würde Ihnen gerne helfen, Grenzen zu setzen und mit gutem Gewissen so Nein zu Peter zu sagen, dass die Verbindung zwischen Ihnen beiden nicht abreißt.«
»Hört sich gut an«, sagt Vera mit leichtem Sarkasmus.
»Aber Sie glauben nicht, dass das möglich ist? Das ist verständlich. Sind Sie bereit, es trotzdem zu versuchen? Gehen wir mal zu dem Moment zurück, in dem Sie wütend waren.«
Vera schließt die Augen und nickt.
»Konzentrieren Sie sich auf Ihren Körper. Was nehmen Sie wahr?«
»Enge in der Brust.«
»Bitten Sie den Teil in Ihrer Brust, einen Moment bei Ihnen zu sein, ohne die Führung zu übernehmen«, sage ich. »Ist er dazu bereit?«
Vera nickt.
»Dann versuchen Sie bitte, in diese Empfindung hineinzugehen, damit sie Ihnen Informationen liefern kann.«
»Es geht nur um dich, es geht immer nur um dich!«, platzt es aus Vera heraus.
»Um Ihren Vater?«, frage ich sanft.
»Genau.«
»Verwechselt dieser Teil Peter womöglich mit Ihrem Vater?«, frage ich.
»Wären Sie bereit, Peter jetzt gleich mit Ihren eigenen Augen anzuschauen?«
Vera macht die Augen auf und sieht Peter aufmerksam an.
»Wen sehen Sie?«, frage ich.
»Ich sehe meinen Mann«, sagt sie.
»Wir wollen dir nicht wehtun«, sagte Peter lächelnd. »Wir mögen dich. Wir wollen nur Zeit mit dir verbringen.«
Veras Augen füllen sich mit Tränen. »Danke, dass du das sagst.«

Nach einem Moment sage ich: »**Und außerdem ist es in Ordnung, Nein zu sagen. Sie dürfen ja auch um das bitten, was Sie selbst brauchen.**«
»Das ist schwer für mich«, sagt Vera.
»Ich weiß. Darf ich Ihnen helfen? **Kehren wir mal zu dem wütenden Teil zurück, der Grenzen setzt. Was würde passieren, wenn er sich entspannt?**«
»Dann würde ich von den Bedürfnissen, die alle haben, überfordert. Ich kann nie allein sein, wenn ich mich nicht durchsetze.«
»Wäre dieser Teil, der sich durchsetzt, wohl bereit, dass *Sie* dem Teil helfen, der überfordert wird?«
»Ich glaube schon.«
Nachdem ich Vera geholfen habe, sich von ihren beschützenden Teilen zu lösen und neugierig auf den überforderten Teil zu werden, sagt sie: »Wenn ich im Auto sitze und nach Hause fahre, nachdem man den ganzen Tag lang an mir gezerrt hat, gerate ich in Panik. Mir graut davor, wieder von den Forderungen von allen in Beschlag genommen zu werden, sobald ich durch die Tür trete. Das ist wie eine reißende Flut. Dass ich mich gleich mit meinem Handy und meinem Computer beschäftige, ist eine Methode, mit diesen Gefühlen umzugehen, das wird mir jetzt klar. Deshalb will ich mich mal aus dem Fenster lehnen und die Wahrheit sagen – eigentlich muss ich gar nicht weiterarbeiten, wenn ich nach Hause komme.«
»**Was braucht dieser panische Teil denn von Ihnen?**«
»Schutz.«
»**Und was für Gefühle bringen Sie ihm entgegen?**«
»Ich verstehe ihn. Ich sehe, wie überstimuliert dieser Teil durch meine Arbeit ist und wie unfähig er sich fühlt, wenn die Kinder müde sind und was von mir brauchen. Deshalb will ich mich um ihn kümmern.«
»**Wie reagiert er?**«
»Er ist ein bisschen hoffnungslos, so als ob er irgendwie böse wäre und mir mein Leben ruiniert hätte.«
»**Ist da ein anderer Teil, der ihm das vorhält?**«
»Ja, ich glaube schon.«

»Fragen Sie den anderen Teil mal, ob es etwas bewirkt, wenn er sich so verhält.«
»Sie meinen, wenn er kritisiert? Nein, das bringt nichts.«
»Wäre er dann bereit zuzulassen, dass Sie dem Teil helfen, der sich überfordert fühlt?«
»Ja, das ist er, aber wehe, wenn es nicht klappt!«
»Offenbar sind Drohungen eine alte Gewohnheit von diesem Teil, hm? Aber das ist in Ordnung. **Er muss nicht an diese neue Verfahrensweise glauben, aber wenn er will, dass was dabei herauskommt, muss er Ihnen die Chance zu einem Versuch geben, ohne sich einzumischen.** Ist er dazu bereit?«
»Ja.«
»Er wird ja auch davon profitieren. Was wir tun, ist für alle gut.«
»Okay.«
»Welche Gefühle bringen Sie dem überforderten Teil denn jetzt entgegen?«
»Ich kann ihn sehen. Es ist ein kleines Mädchen. Ganz klein. Kein Wunder, dass sie sich überfordert fühlt!«
»Weiß sie, dass Sie sich nicht nur um Ihre Arbeit kümmern können, sondern auch um die Kinder und um Ihre Beziehung zu Peter?«
»Sie ist erstaunt, dass Sie so etwas sagen.«
»Weil ...?«
Vera schüttelt langsam den Kopf. »Sie ist schon so lange für mein Leben verantwortlich. Das habe ich wirklich nicht gewusst! Ich sage ihr gerade, wie leid es mir tut. So hätte es nicht sein sollen.«
»Fragen Sie sie bitte, wen sie beschützt.«
Vera schließt die Augen und schweigt, blickt jedoch verwundert drein.
»Zensieren Sie nichts – was sehen Sie?«
»Ich habe ganz kurz ein Baby gesehen«, sagt sie. »Was hat das zu bedeuten?«
»Das ist der Teil, den sie beschützt«, sage ich. »Wäre sie damit einverstanden, wenn Sie sich vornehmen, dem Baby zu helfen?«
»Das will sie sogar. Sie zeigt mir, wie erschöpft sie ist.«
Nachdem Vera sich vorgenommen hat, dem Baby zu helfen, das von dem überforderten Teil geschützt wird, soll sie gleich die Gelegenheit

bekommen, eine neue Methode einzuüben, wie sie ihre Bedürfnisse erfüllen kann. Deshalb will ich zu ihrer Interaktion mit Peter zurückkehren. Aber zuerst frage ich ihn: »Können Sie mit dem, was Sie gehört haben, etwas anfangen?«

»Und ob.« Er sieht Vera liebevoll an.

»Sind Sie jetzt offen dafür, dass Vera Sie um das bittet, was sie von Ihnen braucht?«

»Ja, das bin ich«, sagt er.

Ich wende mich Vera zu. »Sie sind sich jetzt bewusst, was in Ihrem Innern vor sich geht, wenn Sie von der Arbeit heimkommen. Möchten Sie da versuchen, Peter um das zu bitten was Sie brauchen, indem Sie für Ihren überforderten Teil sprechen statt von dem wütenden Beschützerteil aus?«

Vera nickt.

»Gut, dann versuchen wir es noch mal. Peter, Sagen Sie Vera so überschwänglich, wie es Ihre Art ist, dass Sie und die Kinder sie jetzt wirklich brauchen, sogar noch bevor sie ihre Sachen abgelegt hat!«

Nachdem Peter das getan hat, holt Vera tief Luft, schließt die Augen, als würde sie mit sich selbst verhandeln, und sagt dann: »Okay. Peter, ich bin total erschöpft und ein bisschen überfordert. Ich würde gerne erst mal duschen, frische Sachen anziehen und mich ein paar Minuten ausruhen, bevor ich mich um euch kümmere. Wie wär's mit zwanzig Minuten?«

»Klar«, sagt Peter, »du musst mir nur sagen, was gerade mit dir los ist! Aber ich habe auch eine Bitte. Ich möchte, dass wir gemeinsam mit den Kindern sprechen, bevor wir es so machen. Du sollst denen nämlich auch sagen, dass du dich nach der Arbeit nur ein bisschen ausruhen möchtest, bevor du mit uns zusammen sein kannst.«

Ich sehe Vera an, die sich auf die Unterlippe beißt. »Ich weiß, dass das so laufen sollte, weil es total vernünftig ist«, sagt sie. »Warum macht es mir dann Angst?«

»Ist das der Teil, der es nur schwer zulassen kann, dass Sie um etwas bitten?«, frage ich **»Was wollen Sie dem mitteilen?«**

Nach einem Moment sagt Vera: »Die Kinder werden damit zurechtkommen; es muss ihnen nur klar sein, worum es geht. Und falls sie doch nicht damit zurechtkommen, kriegen wir raus, was das Problem ist, und gehen gemeinsam damit um. Wir werden uns wie richtige Eltern verhalten. Jedes Familienmitglied hat seine Bedürfnisse. Das müssen wir unseren Kindern vorleben.«

Peter blickt etwas erstaunt drein. »Genau!«, sagt er. »Da bin ich ganz deiner Meinung.«

Anschließend hat Vera in mehreren Sitzungen geübt, sich von ihren Teilen zu lösen und mit neuen Verhaltensweisen zu experimentieren. Dadurch hat sie die Fähigkeit entwickelt, um etwas zu bitten und Nein zu sagen, Anzeichen von Enttäuschung bei Peter und den Kindern auszuhalten und zu erkennen, dass der Wunsch ihrer Familie nach Nähe eine Einladung darstellt und keine Forderung, vor der sie davonlaufen muss. Peter wiederum hat festgestellt, dass seine traurige, panische Reaktion auf Veras Nein einen Wegweiser darstellt, der ihn zu seinem eigenen verbannten Teil geführt hat. Dieser Teil hat sich geschämt, weil er gesehen und Vera nahe sein wollte. Sobald Peter sich um ihn gekümmert hat, ist der beschützende Teil, der Vera mit seiner Kritik unter Druck setzen wollte, in Ruhestand gegangen. Daraufhin konnte Peter Veras Bedürfnis, manchmal Nein zu sagen, besser hinnehmen, und seine eigenen Bitten direkter äußern.

Klar und direkt darum zu bitten, dass ein eigenes Bedürfnis erfüllt wird, kann eine Herausforderung darstellen, wenn es mit dem Bedürfnis kollidiert, das Partnerin oder Partner ausdrückt. Manche Leute üben Druck aus und stellen Forderungen, während andere lediglich andeuten, was sie wollen, aber ein positives Ergebnis wird mit keiner dieser Methoden erreicht. In IFIO bringen wir dem Paar bei, die eigenen Bedürfnisse nach Nähe oder Freiraum wahrzunehmen und die aus der Kindheit stammenden Konflikte zu erforschen, die es schwierig machen, in der Gegenwart um etwas zu bitten oder Nein zu sagen.

Ein Bedürfnis nach Nähe wahrzunehmen bedeutet, eine Beziehung zu den eigenen Teilen aufzunehmen und ihre primäre Quelle von innerer Verbundenheit zu werden (Schwartz 2019). Wir vermitteln dem Paar, wie man das tut und wie man die andere Person um etwas bittet. Wenn diese nicht ohne Weiteres in der Lage ist, das Bedürfnis zu erfüllen, hat der verletzliche Teil trotzdem sichere innere Verbindungen.

Wenn das Paar übt, sich von seinen Teilen zu lösen und sich mit Klarheit auszudrücken, wird ihm bewusst, dass es mit einem Nein als Reaktion auf eine Bitte genauso umgehen kann wie mit einem Ja. Dadurch verbessert sich nicht nur das Verhandlungsgeschick der beiden dramatisch, sondern auch die Chance, dass Bitten mit offenen Herzen aufgenommen werden.

Die einzelnen Schritte

Wir alle wollen von Partner oder Partnerin verstanden und umsorgt werden, aber ein Paar hat oft miteinander in Konflikt stehende Bedürfnisse, weshalb eine Polarisierung entsteht, wenn beide versuchen, ihre jeweiligen Bedürfnisse erfüllt zu bekommen. Kommt das Paar mit diesem Dilemma in die Therapie, erklären wir zuallererst, dass so etwas völlig normal ist, und wir vermitteln den beiden, dass sie lernen können, effizienter über ihre Bedürfnisse zu verhandeln, selbst wenn diese manchmal kollidieren sollten. Im Grunde verhelfen wir den beiden zu der Erkenntnis, dass ihre Bedürfnisse berechtigt sind und dass Kindheitserfahrungen sie daran hindern, geschickter um etwas zu bitten und Nein zu sagen. Abschließend vermitteln wir, wie man Bitten so formuliert, dass sie eine Einladung darstellen. Die meisten Paare müssen diese Schritte mehrere Male in der Therapie üben, bevor sie zu Hause damit alleine zurechtkommen.

WIE MAN DEM PAAR VERMITTELT, ÜBER BEDÜRFNISSE ZU VERHANDELN

1. Schritt:

Zeigen Sie effizientere Möglichkeiten auf, um etwas zu bitten.

- Zum Beispiel: »Versuchen Sie es doch statt mit *Ich brauche mehr von deiner Zeit* mit *Ich vermisse dich und würde gern ein paar schöne Stunden mit dir verbringen.«*

2. Schritt:

Beobachten Sie den Kreislauf, in dem das Paar sich befindet.

3. Schritt:

Helfen Sie den automatisch reagierenden beschützenden Teilen, sich zu lösen.

4. Schritt:

Sprechen Sie eine Einladung aus.

- Zum Beispiel: *»Wenn es eine Möglichkeit gäbe, über Bedürfnisse zu verhandeln, ohne Angst, angegriffen oder verlassen zu werden, wären Sie dann jetzt bereit, das zu lernen?«*

5. Schritt:

Kümmern Sie sich erst um eine Seite der Polarisierung. Beschäftigen Sie sich mit den beschützenden Teilen der einen Person, während die andere zuschaut. Wechseln Sie zur anderen über, falls das nötig ist.

6. Schritt:

Bringen Sie ein Gespräch zustande, bei dem das Paar sich von seinen beschützenden Teilen löst und übt, auf andere Weise über Bedürfnisse zu verhandeln.

Zusammenfassung

Wenn ein Paar nicht gut differenziert ist, stellt es für die beiden eine besondere Herausforderung dar, sich gegenseitig aufmerksam zuzuhören. Sobald sie versuchen, mit einer undifferenzierten Einstellung über ihre Bedürfnisse zu verhandeln, verfallen sie eher in Kindheitsmuster wie Kampf oder Erstarrung. Außerdem versuchen sie es eher mit einer Strategie, bei der sie eine Forderung statt einer Bitte stellen. Deshalb konzentrieren wir uns darauf, den beiden zu helfen, sich zu differenzieren. Geschieht das erfolgreich, erkennen sie, dass jeder von uns das zentrale Bedürfnis hat, gehört, gesehen und verstanden zu werden. Sie erkennen, dass ihre Verhandlungsmethode schmerzhaft war, weil sie in der Kindheit dafür beschämt wurden, Bedürfnisse zu haben. Deshalb haben sie Teile, die es aufgegeben haben, Bedürfnisse erfüllt zu bekommen, und sie erleben die Unzugänglichkeit von Partnerin oder Partner als beschämende Zurückweisung ihres Bedürfnisses.

Sobald beide mehr Selbst-Energie spüren und lernen, einige ihrer eigenen Bedürfnisse innerlich zu erfüllen, gewinnen sie Raum für Irrtum und Vergebung in der Beziehung. Das wiederum entschärft die Polarisierung zwischen den Teilen, die Bedürfnisse unterdrücken, und jenen, die versuchen, Bedürfnisse mit Forderungen durchzudrücken. Wenn die beschützenden Teile sich entspannen, ist das Paar wesentlich eher bereit, Bitten vom Herzen aus vorzubringen und Grenzen auszuhalten. Die beiden wissen dann, dass es keine lebensgefährliche Bedrohung darstellt, Nein (oder Ja) zu sagen, und dass sie gefahrlos darüber verhandeln können, wessen Bedürfnisse in einem bestimmten Moment den Vorrang haben sollten.

– 9 –

SCHAM UND SICH BESCHÄMT FÜHLEN IN DER PAARTHERAPIE

In diesem Kapitel beschäftigen wir uns mit der Neigung, andere zu beschämen und sich beschämt zu fühlen, auf die man in der Paartherapie unvermeidlich stößt. Sie hat eine ausgesprochen negative Wirkung auf Nähe und Vertrautheit. Um eine sichere Basis zu schaffen, müssen wir in der therapeutischen Rolle unerschrocken und fähig sein, bei dem Teufelskreis aus Beschämen und Beschämtsein präsent zu bleiben. In IFIO achten wir genau auf beschützende Teile, die sich dagegen wehren, beschämt zu werden, indem sie innerlich (andere Teile) oder äußerlich (Partnerin oder Partner) beschämen. Wir arbeiten daran, sie ebenso zu entlasten wie die Teile, die von ihnen angegriffen wurden. Wenn alle diese Teile sich endlich lösen, haben die beiden Personen mehr Raum, sich selbst kennenzulernen und Mitgefühl für sich selbst zu empfinden. Dann können sie einander allmählich als Ressource sehen statt als Bedrohung.

Der Schmerz des Beschämtseins

Als Menschen stehen wir vor einem Dilemma – es fällt uns schwer, ohne positive emotionale Verbundenheit zu überleben (Siegel 2009), aber Beziehungen können gefährlich sein, weil wir uns so leicht beschämt fühlen. Wenn das geschieht, kommen unsere beschützenden Teile oft zu dem Schluss, dass wir uns zurückziehen müssen, um zu überleben. Indem sie das tun, schicken sie Teile mit dem Bedürfnis nach Beziehung in Verbannung. Sobald aber ein Teil das Gefühl hat, dass seine Bedürfnisse abstoßend und unannehmbar sind, bestärken sein Elend, seine Sehnsucht und seine Unfähigkeit zu verschwinden die beschützenden Teile nur darin, uns zu einem noch stärkeren Rückzug zu bringen. Daher kann der Schmerz des Beschämtseins eine derart negative Wirkung auf Beziehungen haben. Und sobald das Beschämtsein als vermeintlich korrekte Selbsteinschätzung verinnerlicht wurde, brauchen die beschützenden Teile keine Interaktion mit einer anderen Person mehr, um dieses Gefühl hervorzurufen – sie erschaffen es selbst.

Beschützende Teile, die beschämen

Beschämende Teile, die sich zugleich nach innen und außen richten, können ihre Gestalt verwandeln. Sie sind fähig, zahlreiche unterschiedliche Rollen zu spielen, um zu verhindern, dass wir beschämt werden, oder um uns vom Beschämtsein abzulenken. Ihr Ziel lautet: *Nie wieder!* Zu Beginn einer Paartherapie treten sie oft sehr deutlich in Erscheinung. Sie können unnachgiebig, erbittert und strafend, aber auch passiv und ausweichend sein, aber egal, welche Strategie sie anwenden, mit ihrem Verhalten erreichen sie gar nichts. Wut zum Beispiel, mit der beschämte Verbannte häufig geschützt werden, verprellt andere Menschen und kaschiert nur die im Innern tobende Selbstkritik und Selbstverachtung (Kaufman 1980). Männliche Klienten berichten mir oft, dass sie sich sicherer fühlen, wenn sie ihr Beschämtsein leugnen statt zuzugeben, dass sie dafür anfällig sind, was schwach wirkt und sich daher noch beschämender anfühlt. Als Reaktion auf die zur Schau gestellte Wut neigen andere Menschen dazu, diese zu leugnen, sich zu unterwerfen, sich zurückzuziehen oder die wütende Person ebenfalls zu beschämen. Möglich ist auch eine Kombination dieser Verhaltensweisen. Wir unterstützen das Paar daher zu begreifen, dass sein Kreislauf aus Beschämung und Schuldzuweisung eigentlich ein fehlgeleiteter Versuch ist, das Gefühl des Beschämtseins zu verhindern.

Die therapeutische Rolle

Verletzlich zu sein, ein wichtiges Anzeichen für Fortschritt in der Therapie, stellt für Paare ein großes Risiko dar, weil Partner oder Partnerin das Geschehen potenziell feindselig beobachten und weil Therapeutin oder Therapeut noch eine relativ unbekannte Größe darstellen. Manchmal kommen beide Personen mit der Überzeugung durch die Tür, Verletzlichkeit sei gleichbedeutend mit Schwäche. Dann neigen ihre beschützenden Teile dazu, jedes Eingeständnis von Empfindlichkeit oder Unsicherheit zu bestrafen (Sweezy 2013). Nach meiner Erfahrung erfüllen wir unsere therapeutische Rolle daher am besten, wenn wir uns mit beschämenden und beschämten Teilen auskennen, ohne Angst vor ihnen zu haben. Es ist zwar schmerzhaft zu erleben, wie jemand beschämt wird, und es löst wahrscheinlich unsere eigenen beschämten Verbannten oder unsere beschämenden beschützenden Teile aus, aber es stellt zudem eine große therapeutische Gelegenheit dar. Unsere Fähigkeit, präsent zu bleiben, wenn Beschämung hervorgerufen und empfunden wird, ist daher von entscheidender Bedeutung für den therapeutischen Fortschritt (Lewis 1987).

THERAPEUTISCHE TIPPS

Stellen Sie sich diese Fragen:

- Was empfinde ich, wenn ich mir vorstelle, in einer Sitzung das Thema Beschämung anzusprechen?
- Fühle ich mich wohl dabei, Beschämung wahrzunehmen, wenn sie bei dem Paar auftritt? Wenn nicht, warum ist das so?
- Was sind meine Überzeugungen zu meiner eigenen Beschämung und der von Klientin oder Klient?

Die Wirkung von Scham auf eine Paarbeziehung

Beschämung hat eine weitreichende Wirkung auf jede Paarbeziehung. Wenn eine Dynamik zwischen beschämenden beschützenden Teilen und beschämten Verbannten vorherrscht, bleibt kein Bereich im Leben des Paares davon unberührt. Die eine Person erlebt die andere als die beschämende Bezugsperson aus der Kindheit, ohne zu erkennen, dass diese Empfindung inzwischen innerlich hervorgerufen wird. Die Kommunikation geht in die Brüche, die sexuelle Aktivität leidet, Heilung und Vergebung scheinen unmöglich zu sein – um nur einige wichtige Bereiche zu nennen, die betroffen sind.

Scham heilen

Es ist von entscheidender Bedeutung, die verstoßenen Teile, die im inneren System die Last der Scham tragen, bewusst wahrzunehmen (Kaufman 1980). Das Paar muss also eine Beziehung zu seinen beschämten Verbannten aufbauen. Innere Sicherheit, die in IFS als Bindung an das Selbst bezeichnet wird, ist nötig, um Frieden und innere Harmonie wiederherzustellen. Sobald die Teile eine starke Bindung zum Selbst entwickelt haben, hören sie auf, sich gegenseitig zu bekämpfen. Damit eine solche Beziehung entsteht, müssen jedoch nicht nur die in der Beziehung vorhandenen Verletzungen geheilt werden, sondern auch die Auswirkungen dessen, was die beschützenden Teile im Innern anrichten. Der letzte Schritt bei der Heilung von Scham besteht daher darin, sich um die beschützenden Teile zu kümmern, die sowohl andere Teile im inneren System verletzt haben auch andere Menschen im äußeren Beziehungssystem der betreffenden Person. Auch diese Teile haben Geschichten zu erzählen und Lasten abzulegen. Erst wenn das geschehen ist, können wir den inneren und äußeren Kriegen meiner Meinung nach ein Ende bereiten.

Den Kreislauf von Beschämtsein und Beschuldigen durchbrechen

Der folgende Fall demonstriert einige der Herausforderungen, vor denen ich stand, als ich es mit einem sehr impulsiven, zu gegenseitiger Beschämung neigenden Paar zu tun hatte. Ich brauchte gewaltige Geduld, um den beiden zu helfen, sich von den beschützenden Teilen zu lösen, die sie davon abhielten, sich ihr Bedürfnis nach Geborgenheit und Verbundenheit einzugestehen. Zu sehen ist, wie ich immer wieder eingreife, um den beiden zu helfen, ihre Kampf-oder-Flucht-Reaktion zu regulieren und ihren Kreislauf aus Beschämtsein und Beschuldigen zu unterbrechen. Außerdem weise ich auf einige Nuancen bei der Verwendung des IFIO-Modells hin und stelle meine innere Auseinandersetzung mit einigen meiner eigenen hochemotionalen beschützenden Teile dar.

Vom Umgang mit einem extrem hitzigen Paar: Alex und David

»Er ist schlicht und einfach ein wütender Typ, das ist alles«, sagt Alex und sieht mich an. »Und das habe ich dermaßen satt. Ich halte es nicht mehr aus!«

In der kurzen Pause, die folgt, nehme ich Kontakt mit meinen Teilen auf. Von früheren Sitzungen her weiß ich, dass diese Provokation bei David eine wütende Reaktion hervorrufen wird, weshalb ich feststellen will, wie es meinen gegen Wut allergischen Teilen geht. Sie erinnern mich daran, dass ich die Rahmenbedingungen erwähnen soll, die ich immer am Anfang einer Therapie vereinbare und an die ich Paare mit stark reagierenden Teilen unter Umständen wiederholt erinnern muss.

»Ich will Sie zuerst mal an etwas erinnern«, sage ich. **»Wir haben vereinbart, dass Sie beide *für* statt *als* Ihre Teile sprechen werden. Außerdem werden Sie warten, bis der andere ausgesprochen hat, bevor Sie etwas sagen.«**

»Also, ich kann die Regeln durchaus befolgen«, sagt David sarkastisch. »Schließlich war ich beim Militär.«

»Und ich bin natürlich der, der immer unterbricht!«, faucht Alex. »Weißt du warum? Weil du nicht die Wahrheit sagt – oder zumindest nicht alles sagst, was es zu sagen gibt.«

»Ach, rutsch mir doch den Buckel runter«, sagt David.

Alex verdreht die Augen. »Na bitte. Er ist einfach ein wütender, sarkastischer Typ.«

An diesem Punkt fällt mir auf, dass sich meine Bauchmuskeln angespannt haben und dass eine Stimme in meinem Kopf mir den Ratschlag gibt: *Das Paar da ist außer Kontrolle, da musst du schnell was tun, sonst eskaliert das Ganze!* Dieser Teil kommt immer dann zum Vorschein, wenn ich auf sarkastisch angehauchte Wut stoße. Ich weiß aus Erfahrung, dass ich meine vom Selbst geführte Perspektive verlieren werde, wenn meine Teile sich in den Vordergrund drängen, weshalb ich ihnen helfen muss, sich von mir zu lösen. Zuerst beobachte ich meinen Körper und meinen Atem, weil mich das zu mir selbst zurückbringt und damit zu einem Blickpunkt, von dem aus ich dem Prozess vertrauen und wieder neugierig sein kann. Als Nächstes sende ich meinen Teilen die Botschaft: *Mir geht es gut, ich weiß, wie man mit so etwas umgeht.* Und als ich die körperliche Entspannung spüre, die oft auftritt, wenn ich mein vegetatives Nervensystem beruhige und mich von meinen Teilen löse, bin ich wieder in der Lage, meine Aufmerksamkeit Alex und David zuzuwenden.

An diesem Punkt ist mir bewusst, dass ich die beiden häufig unterbrechen muss, bis ein gewisses Maß an Gelassenheit hergestellt ist. Zuerst einmal will ich feststellen, ob sie sich wenigstens ansatzweise von ihren Teilen lösen können. Außerdem will ich erfahren, in welchem Kontext ihre aktuelle Wut steht. »Also, Leute«, fange ich freundlich, aber bestimmt an, »ich habe den Eindruck, dass bei Ihnen zu Hause etwas passiert ist, wodurch Sie sich beide wütend, durcheinander und verletzt fühlen. Habe ich recht?«

»Ja«, sagt David. »Außerdem fühle ich mich zu Unrecht beschuldigt.«

»Sind Sie bereit, mir davon zu erzählen?«, frage ich.

»Ja«, sagen beide.

»Wer möchte anfangen?«

»Ich«, sagte David.

Um Unterbrechungen zu verhindern, müssen wir den beschützenden Teilen helfen, sich zu lösen. Daher versichere ich dem Teil von Alex (durch direkten Zugang), dass er ebenfalls Gelegenheit erhalten wird, sich auszudrücken: **»Wenn David anfängt, werden Sie anschließend die Chance haben, etwas zu erwidern und Ihre Perspektive zu schildern.«**

»Alles klar«, sagt Alex. »Ich werde mich bemühen, erst mal den Mund zu halten.«

»Diese Woche hat er mich total im Stich gelassen«, fängt David an. »Ich leite die Nachbarschaftsvereinigung in unserer Wohngegend. Wir haben massenhaft Regeln und Vorschriften, wie man mit allem verfahren muss. Deshalb habe ich die Beherrschung verloren, worauf einige Leute in der Gruppe verlangt haben, ich soll meinen Posten aufgeben. Alex hat sich auf deren Seite gestellt! Ohne Wenn und Aber! Und jetzt hat man mich abgesägt. Einfach so!«

Alex beugt sich vor und öffnet den Mund.
»Alex«, sage ich warnend, »**so schwer es ist, muss ich Sie bitten, noch eine oder zwei Minuten stillzuhalten.**«
Alex lehnt sich zurück, verschränkt die Arme vor der Brust und sagt: »Was Sie da hören, ist falsch dargestellt.«
Da ich Davids Körpersprache bemerke und ihn dazu bringen will, seine Aufmerksamkeit und Neugier auf seine somatische und emotionale Erfahrung zu richten, frage ich ihn: »**Wie geht es Ihnen im Moment?**«
»Ich bin wütend!«
»**Was nehmen Sie in Ihrem Körper wahr?**«, frage ich, da ich seine Beine zittern sehe.
»Ich zittere regelrecht.«
»**Und was fühlen Sie?**«
»Hier geht es nicht um irgendwelche Gefühle. Es geht um die Wahrheit!«
»Klar, **das verstehe ich**. Das ist Ihre Wahrheit darüber, was passiert ist; in Ihren Beinen steckt jetzt eine Menge Energie, und Sie sind aufgebracht.«
»Komisch, dass Ihnen das auffällt«, sagt David und wendet den Blick ab.
Obwohl ich geneigt bin, bei David zu bleiben, ist mir klar, dass dieses spezielle Paar keinerlei Gelassenheit erreichen kann, wenn ich den beiden nicht dasselbe Maß an Aufmerksamkeit zukommen lasse: *Alle Teile sind willkommen, kein Teil ist wichtiger als irgendein anderer.* Deshalb wende ich mich Alex zu, um seine Perspektive zu hören.
»Ich will Ihnen mal ein kleines Detail verraten«, sagt Alex. »Bei der Besprechung hat David einen von unseren Nachbarn zur Sau gemacht – übrigens nicht zum ersten Mal –, und da hat es den anderen gereicht. Sie haben ihn gebeten zurückzutreten, was, wie ich finde ...«
»Der Typ, von dem du redest, tut doch einfach nie, was er tun soll!«, ruft David aus.
Zu meiner Rolle gehört es, dem Paar zu helfen, Grenzen zu respektieren und sich an die Vereinbarung halten, dass beide etwas sagen dürfen und gehört werden. An diesem Punkt bedeutet das, dass ich David bitten muss zu warten. Ich bin neugierig, ob ihm das gelingt.
»David«, sage ich und blicke ihm in die Augen, »**ich möchte Sie bitten zu warten, während ich Alex zuhöre. Ich will nämlich Sie beide verstehen**

und Ihnen helfen, über dieses Problem zu sprechen. Aber zuerst muss auch Alex etwas sagen dürfen.«

»Die Situation war total beschämend für mich«, sagt Alex. »Außerdem war es nicht das erste Mal, und bis dahin hatte ich dich immer verteidigt.«

Dass Alex darüber sprechen kann, sich beschämt zu fühlen, ist ein wichtiges Warnsignal für mich. Wenn beschämte Teile zum Vorschein kommen, verstärkt das die Qual der beschützenden Teile in beiden Partnern, wodurch diese eher dazu neigen, die Sitzung an sich zu reißen. Mir ist klar, dass in diesen beiden Männern jetzt kritische Teile toben und Verbannte sich ducken.

»Okay«, sage ich, »**ich verstehe Sie.** Es war schmerzhaft und beschämend. Aber ich werde Sie jetzt bremsen und Ihnen dieselbe Frage stellen wie vorher David. **Was fühlen Sie jetzt gerade?**«

»Ich bin *auch* wütend«, sagt Alex mit zusammengebissenen Zähnen.

Da Alex das Risiko eingegangen ist, sein Gefühl der Beschämung zu benennen, ist es meine Aufgabe, seinen Mut zu würdigen und ihn dabei zu unterstützen, dass er ein Thema anspricht, das wir alle gern mit großem Aufwand meiden. Im Allgemeinen tue ich so etwas, indem ich Verständnis äußere, den Begriff Beschämung und seine Gegenbegriffe verwende und erkläre, dieses Thema sei interessant und der Neugier wert.

In diesem Moment höre ich jedoch einen angstvollen Teil in mir sagen: *Die beiden sind richtig wütend. Jetzt wird es kompliziert.* Deshalb richte ich meine Aufmerksamkeit wieder nach innen. Diesmal hat der betreffende Teil Angst, die beiden Klienten zu enttäuschen, was mich natürlich beschämen würde. Ich sage dem Teil, dass ich seine Sorge verstehe, dass die beiden Männer aber nicht *beruhigt* oder *gemanagt* werden müssen. Ich muss ihnen zuhören, sie verstehen und ihnen helfen, ihren Schmerz zu begreifen. *Vertrau mir*, sage ich schweigend zu meinem angstvollen Teil.

Während Alex und David ihren Konflikt austragen, nehmen ihre beschützenden Teile einen zunehmend gegensätzlichen Standpunkt ein. Weil erfolglose Verhandlungen dazu führen, dass solche Teile immer mehr Angst und Wut empfinden, will ich hören, wie die beiden zu Hause versucht haben, den Vorfall zu verarbeiten, damit ich den Ablauf und die entstandene Hoffnungslosigkeit begreifen kann.

Ich lehne mich zurück und sage: »Ich nehme wahr, dass Sie beide wütend über das sind, was passiert ist. **Wie war es denn, als Sie versucht haben, zu Hause darüber zu sprechen?**«

»Alex hat es einfach nicht kapiert«, sagt David. »Ich habe nur versucht, etwas zu tun, was wichtig war. Schließlich hat dieser Typ, von dem die Rede ist, ständig Mist gebaut, und am Ende sollte *ich* dafür die Verantwortung übernehmen! Was zum Teufel soll ich in so einer Lage denn tun?«

»Also versuchen Sie so, darüber zu sprechen, ja?«

»Mehr oder weniger«, sagt David.

»Und wie ist es, wenn es so läuft?«

»Tja, ehrlich gesagt, läuft es immer so.«

»Erzählen Sie doch mehr darüber.«

»Was soll ich noch sagen?«, erwidert David knapp. »Schließlich ist es dasselbe, was Sie auch hier immer zu sehen bekommen.«

»Was ich hier zu sehen bekomme, scheint Ihnen beiden nicht gut zu tun«, sage ich.

»So sind wir eben«, sagt David.

Ich wende mich an Alex. **»Als Sie zu Hause darüber gesprochen haben, wie war es da für Sie?«**

»Es war, als würde ich zu einer glühend heißen Wand sprechen«, sagt Alex. »Und so ist es schon jahrelang.«

Wie ich klar erkennen kann, gehören zu dem Verhaltensmuster der beiden wütende, kritische Teile, die sich gegenseitig beharken, um verletzliche Teile zu schützen. Eine solche Strategie verschafft zwar vorübergehend Erleichterung und ein Gefühl von Macht und Kontrolle, aber zugleich werden verletzte Teile von Neuem verletzt, und schädliche Polaritäten verstärken sich. An diesem Punkt ist es mein Hauptziel, die beiden dazu zu bringen, die hinter ihrer Wut verborgene Verletzlichkeit zu erkennen.

»Und **wie fühlen Sie sich,** wenn Sie David als glühend heiße Wand erleben?«

»Er ist schon seit einer halben Ewigkeit wütend auf mich ... ja auf die ganze Nachbarschaft. Es ist, wie in einem Kriegsgebiet zu leben.« Alex wirft David einen finsteren Blick zu.

»Moment mal, Alex. **Ich nehme wahr**, dass Sie ebenfalls total wütend sind und dass dieser Streit, der schon so lange zwischen Ihnen beiden tobt, Sie dazu bringt, sich wie in einem Kriegsgebiet zu fühlen. **Hören Sie mir bitte gut zu. Wenn Sie jetzt gerade nicht wütend wären, was würden Sie dann fühlen?«**

»In meiner Brust fühlt es sich eng an, und ich habe die ganze Zeit einen Knoten im Bauch. Manchmal frage ich mich, ob ich womöglich bald einen Herzinfarkt bekomme. Es macht mich einfach krank. Ich kann David nicht einmal mehr verteidigen. Es muss aufhören.«

»Was muss aufhören?«, frage ich.

»Dieses Wüten«, sagt Alex.

Da es seinem beschützenden Teil eindeutig schwerfällt, auch nur einen Zentimeter zurückzuweichen, beschließe ich, selbst die zugrundeliegende Verletzlichkeit zu benennen, um festzustellen, ob die beiden sie eingestehen können. Das würde ihren wütenden Teilen eventuell helfen, sich zu entspannen.

»Gut, dann will ich mal eine Frage stellen. Stimmt es, dass Sie beide hören können, wie ein Teil in Ihnen sagt: *Du tust mir weh, und du musst dich ändern?«*

Nach kurzem Schweigen nicken beide.

»Und Sie, David, haben einen Teil, der versucht, Alex zum Zuhören zu bringen, indem Sie ihn anbrüllen?«

»Wie soll ich es sonst schaffen, dass er was kapiert?«

»Okay«, sage ich. **»Wir hören, was dieser Teil sagt.«**

»Und ich«, wirft Alex ein, »will, dass er versteht, wieso ich ihn nicht mehr verteidigen kann.«

»Gut«, sage ich, **»das macht die Sache noch ein Stück klarer für mich. Sie wollen beide, dass der andere Ihre Perspektive versteht, stimmt's?«**

Wieder nicken beide.

Nun wende ich mich einer Frage zu, die bei den beschützenden Teilen Ängste und Hoffnungen auslösen wird. **»Wenn Ihr Partner Sie *verstehen* würde, was dann? Was ist mit Ihnen, David, was würden Sie empfinden, wenn Alex Sie *wirklich* verstehen würde?«**

»Dann würde ich mich sicherer fühlen.«

»Sicherer?«

»Tja, jetzt bedaure ich irgendwie, das gesagt zu haben«, sagt David. »Ich weiß gar nicht, was ich damit gemeint habe.« Er blickt verwirrt drein. »Was haben Sie eigentlich gefragt?«

Wenn Klientinnen oder Klienten den roten Faden verlieren, setzen wir sie eventuell nicht gleich wieder ins Bild, sondern helfen ihnen, den Moment zu erforschen. Plötzlich nicht mehr Bescheid zu wissen, kann darauf hindeuten, dass ein Teil mit starken Gefühlen wie Angst oder Beschämung zusammen mit einem wichtigen beschützenden Teil (wie etwa Dissoziation) aufgetaucht ist.

»Was ist da gerade passiert?«, frage ich.

»Irgendwas hat mich verwirrt«, sagt David.

»Ist es in Ordnung, diese Verwirrung einen Moment wahrzunehmen?«

Er nickt.

»Dann nehmen Sie Kontakt zu ihr auf.«

»Ich habe mich vorhin total kindisch angehört«, sagt David.

»Sich Sicherheit zu wünschen, hat kindisch geklungen?«

»Jedenfalls schwach«, antwortet David und blickt mit zusammengekniffenen Augen auf den Boden.

»Also, meiner Meinung nach braucht man Mut, um über Bedürfnisse wie das nach Sicherheit zu sprechen«, sage ich. **»Wenn wir uns bei so einem Wunsch verletzlich fühlen, ist es nicht leicht, ihn auszudrücken.«**

»Wenn Alex mich versteht, fühle ich mich immer besser«, sagt David langsam.

»Das ist verständlich«, sage ich. Dann wende ich mich Alex zu und spreche eine ähnliche Einladung wie die an David aus, damit wir die Befürchtungen und Hoffnungen seiner beschützenden Teile erfahren können. **»Was befürchtet Ihr wütender Teil, wenn er nicht wütend werden würde?«**

»Dass David sich weiter so verhält und dass ich mich dann isoliert fühle, nicht nur in unserer Ehe, sondern auch in unserem Bekanntenkreis. Unsere Freunde sind nämlich alle ganz geschockt. Aber«, fügte er hinzu und sieht David an, »so etwas habe ich dich schon mindestens fünfzehn Jahre lang nicht mehr sagen hören.«

»David fühlt sich gut, wenn er mit Ihnen verbunden ist«, sage ich. »Was spüren Sie, wenn ich das sage?«
Wenn Verletzlichkeit an die Oberfläche kommt, ist zu hoffen, dass das die andere Person ins Boot holt, wie es gerade mit Alex geschehen ist.
»Ich bin traurig«, antwortet er. »Was ist nur aus unserer Beziehung geworden? Früher war sie richtig toll. Die ersten fünf Jahre waren eine wunderschöne Zeit. Aber seither ist es nie wieder so gewesen.«
»Sie haben einen Teil, der die wunderschöne Verbindung vermisst, die Sie am Anfang Ihrer Beziehung zu David hatten.«
Allerdings kann diese Situation auch weitere beschützende Teile auslösen wie jetzt bei David.
»Er hat sich zurückgezogen«, sagt David in beleidigtem Ton. Er hebt den Blick. »Wenn er sich nicht zurückgezogen hätte, würde es jetzt nicht so um uns stehen. Früher waren wir ein Team. Dass wir uns so auseinandergelebt haben, ist jedenfalls nicht *mein* Fehler!«
»Was empfinden Sie jetzt gerade?«, frage ich ihn.
»Dass er mir die Schuld daran gibt.«
Beide Partner haben jetzt die Erfahrung ausgedrückt, sich beschämt zu fühlen. Alex hat sich wegen Davids Verhalten gegenüber anderen geschämt, und David hatte das Gefühl, dass Alex ihm die Schuld gibt (was beschämend wirkt). Dass Alex weich geworden ist, hat eindeutig keine Auswirkung auf Davids momentanen Gemütszustand gehabt. Daher ist es jetzt mein Ziel, die Aufmerksamkeit der beiden vom Inhalt des Streits ab- und auf ihr gewohntes Interaktionsmuster hinzulenken. Dazu gehört auch, mit den Befürchtungen ihrer beschützenden Teile zu verhandeln.
»Und wenn Sie den Eindruck haben, er gibt Ihnen die Schuld, was passiert dann?«, frage ich David.
»Ich sage ihm, dass er Scheiße redet.«
»Und was passiert dann?«
»Er wird wütend.«
»-er«, sagt Alex. »Wütender. Ich bin nämlich schon vorher wütend.«
»Und wenn Ihr wütender Teil noch wütender wird, was dann?«, frage ich.
»Ich sage noch mal, was auf der Hand liegt, und mache klar, dass ich die Schnauze voll habe«, sagt Alex.

»Was meint Ihr wütender Teil, was passieren würde, wenn er sich nicht so verhält?«, frage ich.
»Dass David mir nicht zuhören würde. Was er sowieso nicht tut.«
»Kennen Sie diesen Teil von Alex, David?«, frage ich.
»Durchaus«, sagt David.
»Und was passiert mit Ihnen, wenn dieser Teil so etwas wiederholt?«
»Ich werde auch wütend.«
»Und du beginnst zu toben!«, sagt Alex nachdrücklich.
»Stimmt das?«, frage ich.
»Wahrscheinlich schon«, sagt David. »Ich habe nämlich den Eindruck, dass er bloß versucht, mich zum Schweigen zu bringen. Er hört mir einfach nicht mehr zu.«
Wenn viele Teile an die Oberfläche kommen, ohne sich lösen zu können, und wenn sie scheinbar mehr Verständnis und Bestätigung brauchen, schlage ich eine Pause vor. Sie dient dazu, die Gesamtsituation zu reflektieren und dafür zu sorgen, dass ich alles richtig verstanden habe. Außerdem sendet sie den verschmolzenen Teilen die Botschaft: *Jemand hört zu und versteht euch!*
»Ich will jetzt erst einmal wiederholen, was ich gehört habe. Bitte sagen Sie mir, ob ich alles richtig verstehe. David, ich nehme wahr, dass Sie einen Teil haben, der sich niedergeschlagen und verraten fühlt, weil er den Eindruck hat, dass Alex nicht mehr zu Ihnen steht oder Ihnen auch nur zuhört. Und bei Ihnen, Alex, nehme ich einen Teil wahr, der glaubt, dass David Ihnen nicht zuhört, obwohl er denkt, dass das, was Sie sagen, auf der Hand liegen sollte. Deshalb wiederholt dieser Teil sich immer wieder und ist dann geschockt von Davids wütender Reaktion.«
»Ja, das ist in etwa die Lage«, sagt Alex.
David nickt.
Jetzt ist es an der Zeit für mich festzustellen, dass der Streit sich unabhängig von seinem Inhalt ständig wiederholt, und den beiden vorzuschlagen, mit meiner Hilfe etwas Neues zu versuchen. »**Und was gerade hier passiert ist, ähnelt dem, wie Sie zu Hause streiten, stimmt's?** Keiner von Ihnen beiden fühlt sich gehört und verstanden, und deshalb haben Sie beide einen wütenden Teil, der versucht, den anderen zum

Zuhören zu zwingen. Diese Situation eskaliert, ist schmerzhaft und führt zu überhaupt nichts.«

»Stimmt«, sagen beide.

»Deshalb verstehe ich gut, wenn Sie beide wollen, dass sich etwas ändert«, sage ich.

»Wollen kann man viel«, sagt David. »Wenn ich Alex so zuhöre, komme ich mir vor wie mein eigener Vater.«

»Ja, dein Vater war so, aber du warst das nicht – obwohl du wütend warst«, sagt Alex. »Jedenfalls habe ich mich nicht in deinen Vater verliebt.«

David stützte den Kopf in die Hände. »Ich weiß auch nicht, warum ich so wütend werde. Wenn ich das nicht täte, wäre vielleicht alles anders.«

»Ich kann Ihnen und Ihrem wütenden Teil helfen«, sage ich. **»Wären Sie daran interessiert?«**

Mein Vater war ein gewalttätiger Mann«, fährt David fort. »Ich wollte nie wie er sein. Aber wissen Sie was? Ich kann mir jetzt eigentlich gar nicht mehr vorstellen, anders zu sein.«

»Das ist in Ordnung«, sage ich. **»Ich weiß, wie es klappen kann. Sind Sie interessiert daran?«**

»Natürlich!«

Ein Mensch, der als Kind traumatisierend kritisiert und körperlich angegriffen wurde, hat fest verwurzelte beschützende Teile, deren Aufgabe es ist, weitere Beschämungen und Verletzungen abzuwehren. Diese Teile müssen validiert werden.

»Wenn Sie wütend werden«, sage ich, **»gibt es dafür normalerweise einen Grund. Ich kann Ihnen helfen, das, was Sie fühlen, anders auszudrücken, ohne irgendetwas zu leugnen.** Für Ihre Beziehungen zu anderen Menschen wäre das bestimmt ein großes Geschenk.«

»Manchmal scheint meine Wut etwas Schlechtes zu sein, aber sie hat immer für mich gesorgt«, sagt David.

»Daran zweifle ich nicht. Können Sie uns erzählen, wie sie das getan hat?«

»Sie hat mir geholfen, von meinem Alten wegzukommen, mich als schwul zu outen und mich keinen Dreck darum zu scheren, was die Leute über mich denken.«

»Das heißt, Ihr wütender Teil hat Sie auf entscheidende Weise geschützt. Wir alle brauchen unsere wütenden Teile, wenn das Leben gerade gefährlich ist. Aber was wäre, wenn Ihr wütender Teil das jetzt nicht mehr alleine tun müsste, weil Sie auch da sind? Hätte er wohl Interesse, Sie kennenzulernen?«

»Ja, das hat er.«

»Wo nehmen Sie ihn jetzt gerade wahr?«

»In meinen Armen.«

»Fragen Sie ihn, wen er beschützt.«

David hebt den Blick. »Wieso sagen Sie das?«

»Aus Erfahrung«, antworte ich. **»Wie alt waren Sie, als Ihr wütender Teil auf den Plan getreten ist?«**

Er blickt wieder zu Boden. »Ich war fünfzehn, als ich beschlossen habe, dass mich nie wieder jemand unterbuttern wird. Dass ich mich nicht mehr von meinem Vater terrorisieren und in der Schule wie Dreck behandeln lasse, weil ich eine Schwuchtel bin. Deshalb habe ich mich so bald wie irgend möglich zum Militär gemeldet. Ich wollte, dass jemand mir beibringt, wie man andere Leute verprügelt. Ich wollte Muskeln bekommen und lernen, wie man eine Waffe verwendet. Vorzugsweise ein Maschinengewehr.«

David hebt langsam den Kopf und begegnet dem ruhigen, inzwischen freundlichen Blick von Alex, senkt den Kopf dann jedoch wieder. Offenbar gelingt es ihm nicht, den Blickkontakt aufrechtzuhalten. »Wahrscheinlich habe ich schon immer Hilfe gebraucht. Aber dieser wütende Teil war der einzige, der sich gemeldet hat ... bis ich auf Alex getroffen bin. Ich habe zwar keine Ahnung, wie das gehen soll und ob es überhaupt möglich ist, aber ich will unsere Beziehung wiederhaben. Alex, ich liebe dich, und ich brauche dich. Und vielleicht sollte ich mich bei unseren Nachbarn entschuldigen. Wie mein Vater wollte ich nämlich auf keinen Fall werden.«

Wenn man die Beschämung wahrnimmt, die einen beschützenden Teil antreibt, dessen scharfes Urteil jedoch mit Freundlichkeit und Mitgefühl begegnet, hilft das dem Teil, Vertrauen zu haben und sich zu lösen. Anschließend können wir uns wieder dem verbannten Teil zuwenden und erfahren, wie er beschämt wurde (Sweezy 2013). Durch die Wahrnehmung können wir uns von unseren Teilen lösen, wir erhalten Wahlmöglichkeiten und die Freiheit, in der Gegenwart zu leben und anders zu sein als in der Vergangenheit (Kaufman 1980).

Beschützende Teile haben oft gegensätzliche Strategien, mit Beschämung umzugehen – manche verstecken sich, während andere das Gegenteil tun, indem sie toben, beschuldigen und anklagen. Das wahre Gegenmittel gegen Beschämung ist jedoch Mitgefühl mit uns selbst, was den zusätzlichen Vorteil hat, dass es uns hilft, Verantwortung für unser Verhalten und Handeln zu übernehmen (Neff 2011). In der therapeutischen Rolle vermitteln wir unseren Klientinnen und Klienten daher, wie sie ihre verletzten Teile durch mitfühlende innere Wahrnehmung aus der Isolierung holen und ihnen Verbundenheit ermöglichen können. Zugleich helfen wir den beschämenden beschützenden Teilen dabei, sich so sicher zu fühlen, dass sie gewissermaßen in Ruhestand gehen. Dies alles stellt eine innere Korrektur für die durch Beschämung entstandene Isolierung dar (Bradshaw 2006; Neff 2011).

Wenn wir unseren Klientinnen und Klienten Mitgefühl für sich selbst vermitteln wollen, müssen wir ihnen aber helfen, nicht nur ihr verletztes inneres Kind wahrzunehmen und zu akzeptieren, sondern auch jene Teile, die sie vor Schmerz geschützt haben, indem sie beständig innerlich andere Teile verletzt und äußerlich andere Menschen angegriffen haben. Zu lernen, wie wir uns von unseren beschützenden Teilen lösen und ihnen vergeben, egal welches Unheil sie angerichtet haben, öffnet das Tor zu echter Eigenliebe und zu der Fähigkeit, für uns selbst zu sorgen (Kaufman 1980). Wir können Beschämung und Selbsthass erst überwinden, wenn wir uns selbst vergeben.

Die Therapie von Alex und David hat langsam Fortschritte gemacht. Ich habe über viele Monate hinweg kontinuierlich mit den beiden gearbeitet und geübt, wie sie sich von ihren wütenden beschützenden Teilen und ihren verängstigten Verbannten lösen konnten. Nach und nach haben ihre Teile die Energie des Selbst gespürt und begonnen, ihr zu vertrauen, was die Fähigkeit der beiden verbessert hat, sich selbst zu regulieren, wenn sie provoziert wurden. Weil David in seiner Kindheit schwer misshandelt und vernachlässigt wurde und weil Alex in der Jugend traumatische Erfahrungen mit Homophobie hatte, war die therapeutische Reise der beiden sehr herausfordernd. Aber als sie ihre Beschämung ablegten und neue Verhaltensweisen einübten, waren sie in der Lage, ihre Verbindung neu aufleben zu lassen und sich sicher genug zu fühlen, um wieder füreinander da zu sein.

Nötige Fertigkeiten

Erkennen zu können, dass eine Person beschämt wird und dass sie das in dem betreffenden Moment akzeptiert, ist die wichtigste Fertigkeit. Um dazu fähig zu sein, müssen wir als Therapeutin oder Therapeut unserem eigenen System helfen können, sich von der Erfahrung, beschämt worden zu sein, zu entlasten (falls nötig wiederholt) und die beschützenden Teile, die dafür verantwortlich sind, umorientieren oder in den Ruhestand schicken.

THERAPEUTISCHE TIPPS

1. Achten Sie auf beschützende Teile, die beschämen und beschuldigen.
2. Sorgen Sie für klare Vereinbarungen, zum Beispiel: *Ich werde Sie bitten, nicht zu unterbrechen, weil Sie beide die Chance haben werden, sich auszudrücken und Ihre Perspektive darzustellen.*
3. Nehmen Sie Ihre eigenen Teile wahr und helfen Sie ihnen rasch, sich zu lösen. Achten Sie dabei auf Teile, die sich überfordert fühlen oder die Beschämung beziehungsweise die beschämte Person meiden wollen.
4. Beginnen Sie den Lösungsprozess von beschützenden Teilen, indem Sie *direkten Zugang* verwenden und sich auf den Körper konzentrieren. Würdigen Sie sowohl die Rolle der beschützenden Teile als auch die Art und Weise, wie die Verbannten verwundet wurden.

5. Kommen Sie immer wieder auf den Zyklus des Paares zurück (viele Male während einer Sitzung und während der gesamten Behandlung; siehe dazu Kapitel 3).
6. Würdigen Sie die Bedürfnisse des Paares (siehe Kapitel 7 und 8).
7. Wenn Verletzungen aus der Kindheit auftauchen, müssen die beschämten Verbannten und die beschämenden beschützenden Teile in Gegenwart von Partnerin oder Partner entlastet werden.

Zusammenfassung

Es erfordert Geduld, Beharrlichkeit und ein offenes Herz, präsent zu bleiben, wenn die beschützenden Teile eines Paares in Kampfstimmung sind. Dann beschämen und beschuldigen die intensivsten Teile der beiden die jeweils andere Person als Schutz gegen das Gefühl, beschämt zu sein. Dass das paradox ist, merken sie nicht. Unsere Aufgabe ist es, diese Angriffe zu unterbrechen, dabei jedoch im Blick zu behalten, dass ein solches aggressives Verhalten den typischen Versuch beschützender Teile darstellt, für die Sicherheit von verletzlichen und beschämten Teilen zu sorgen. Wir fangen mit dem äußeren Kreislauf des Paares an und beobachten Schritt für Schritt seine Interaktionen, um den beiden zu helfen, sich von ihren Teilen zu lösen und sich zu zentrieren. Anschließend gehen wir zur Kehrtwende über, damit beide ihre beschützenden Teile kennenlernen können. Trotz der Schmerzen, die diese hart arbeitenden Teile verursacht haben, verdienen sie Verständnis und Vergebung.

– 10 –

VERTIEFENDE ERFAHRUNGSARBEIT

In diesem Kapitel geht es darum, dem Paar zu vermitteln, wie es noch etwas mehr Abstand vom Inhalt seines Konflikts gewinnen und seine Erfahrung im Hier und Jetzt intensivieren kann. Erfahrungsübungen helfen den beiden dabei, ihr vegetatives Nervensystem zu regulieren, sich von ihren Teilen zu lösen, sich anders wahrzunehmen und mit unserer Hilfe neue Verhaltensweisen auszuprobieren.

Die Erfahrung erfahren

In IFIO helfen wir dem Paar nicht nur, sein Verhalten zu verstehen und seine Teile zu entlasten, wir bieten auch Erfahrungsübungen an, mit denen Kontakt, Verbundenheit und erfahrungsbasiertes Lernen unterstützt werden. Dabei haben wir ein zweifaches Ziel: Wir wollen, dass beide für sich lernen, sich von automatisch reagierenden Teilen zu lösen, und wir wollen sie als Paar dazu bringen, mit therapeutischer Unterstützung neue Verhaltensweisen einzuüben und unterschiedliche Ergebnisse zu erleben. Die Bereitschaft, solche neuen Verhaltensweisen auszuprobieren, hängt davon ab, ob die beschützenden Teile sich lösen. Eine innere Differenzierung führt nämlich nicht nur dazu, dass man sich effizienter und freundlicher um die eigenen Teile kümmert, sondern auch dazu, dass man sich verantwortlicher gegenüber anderen Menschen fühlt. Wenn das Paar diese Bereitschaft erlangt, neue Fertigkeiten erwirbt und neue Erfahrungen macht, ändert sich die Dynamik der Beziehung sowohl kurz- wie langfristig.

Wenn wir in der therapeutischen Rolle auf den Inhalt einer Interaktion konzentriert bleiben, nehmen wir unter Umständen nicht wahr, wie Teile zum Vorschein kommen, die auf subtile oder weniger subtile Weise dysfunktionale, aber vertraute Muster hervorrufen. Versäumen wir solche Momente, so verpassen wir mit die besten Gelegenheiten, die Erfahrungsarbeit zu vertiefen. Wie in vielen Formen der Paartherapie bieten wir in IFIO eine Reihe von Übungen an, die die therapeutische Situation als geschütztes Labor nutzen, in dem das Paar experimentieren und lernen kann. Indem während der Sitzung und später zu Hause geschickte, effiziente Verhaltensweisen erlernt und eingeübt werden, entsteht ein erfolgreiches Repertoire, das mit der Zeit zu einer bleibenden Veränderung führt (Lind-Kyle 2009).

Obwohl ich mich bereits früher mit Hakomi (Fisher 2002) und der Imago-Therapie (Hendrix 2009) beschäftigt hatte, zwei Methoden, in denen Erfahrungsübungen verwendet werden, wurde mir erst nach mehreren Jahren IFS-Praxis mit Paaren bewusst, dass ich bisher eine wichtige Gelegenheit übersehen hatte. Zuerst hatte ich einen Teil, der diese Wahrnehmung verhinderte, aber als ich mich von ihm lösen und mir vertrauen konnte, folgte ich meiner Intuition und bat meine Klientinnen und Klienten, etwas Neues auszuprobieren. Bald wurde mir klar, dass der Erfolg dieses Ansatzes davon abhing, wie gut ich mich auf das Geschehen einstellte. Ich musste extrem feinfühlig und empfänglich für die innere Erfahrung des Paares sein. Da ich nie genau vorhersagen konnte, was passieren würde, lernte ich, mich im Voraus von meinen Teilen zu lösen, damit ich offen, neugierig und bereit dafür war, direkt mit allem umzugehen, was auftauchte. Notwendig war zudem die kontinuierliche Erlaubnis von beiden Beteiligten. Da die eine Person oft mehr Selbstvertrauen und Mut hat als die andere und da man sich bei solchen Experimenten exponiert und beschämt fühlen kann, habe ich gelernt, auf angepasste Teile zu achten, die den Drang verspüren, sich über angstvolle Teile hinwegzusetzen.

THERAPEUTISCHE TIPPS

- Nehmen Sie bei Erfahrungsübungen wahr, inwieweit Sie sich gerade wohlfühlen. Wenn Sie von Teilen beeinflusst werden, die schüchtern, verlegen, gehemmt oder unbeweglich sind, wird das auf das Paar übergehen.
- Beschäftigen Sie sich mit jenen Ihrer Teile, die zögerlich oder unsicher sind, bevor Sie dem Paar ein Experiment vorstellen.
- Spüren Sie in jene Ihrer Teile hinein, die das Paar zu schnell und zu früh zu etwas drängen wollen.

Erfahrungsübungen können simpel, aber auch komplex sein. Sie rufen ein ganzes Spektrum an starken Gefühlen hervor, darunter Traurigkeit, Erleichterung, Angst, Neugier und sogar Humor. Diese Gefühle werden zu Wegweisern für die tiefe innere Arbeit des Individuums wie des Paares. Das Erfolgserlebnis bei einer Erfahrungsübung vertieft gleichermaßen die intrapersonelle und die interpersonelle Heilung. Das folgende Beispiel ist eine von den Übungen, die ich einsetze, um den emotionalen Kontakt zu fördern.

Michelle und Juliet: Aufeinander zugehen

Die beiden Frauen sind seit achtzehn Jahren zusammen und seit acht Jahren verheiratet. Es sind kurz vor der Menopause stehende berufstätige Mütter, deren zwei Teenager noch zu Hause wohnen. Natürlich ist ihr Leben ziemlich hektisch. Die Klage, mit der sie ankommen, lautet: *Wir nehmen uns fast keine Zeit mehr füreinander! Es ist fast so, als wären wir einander nicht mehr wichtig!*

In der ersten Therapiephase stand im Vordergrund, sich die Prinzipien von IFIO anzueignen. Die beiden haben gelernt, sich von ihren überforderten, einsamen, traurigen und frustrierten Teilen zu lösen und für sie zu sprechen. Sie sagen, es sei ausgesprochen wertvoll, in der Therapie Zeit dafür zu haben, ohne Hektik miteinander zu kommunizieren. Aber

es fällt ihnen auch auf, dass sie es selbst in unseren Sitzungen vermeiden, ihr Bedürfnis nach Nähe zu äußern oder darauf zu reagieren.
»**Wären Sie bereit, ein Experiment zu versuchen, bei dem es darum geht zu verstehen, was Sie zurückhält?**«, schlage ich vor.
»Können Sie das genauer erklären?«, fragt Michelle mit ängstlicher Miene.
»Ich habe den Eindruck«, sage ich, »dass Sie beide Teile haben, die sich nach Nähe sehnen, und andere Teile, die Sie von dieser Nähe abhalten. Obwohl Ihnen Ihr Wunsch, sich einander näher zu fühlen, inzwischen bewusster ist denn je, hindert irgendein Teil Sie beide, aufeinander zuzugehen.«
Die beiden nicken, aber Juliet fügt hinzu: »Das überrascht mich, muss ich sagen. Ja, ich erkenne mich darin, aber es kommt mir merkwürdig vor, dass wir uns nach so vielen Jahren so verhalten sollten.«
»Also, die Übung geht so«, sage ich. »Zuerst üben Sie, sich von Ihren beschützenden Teilen zu lösen und diese zu besänftigen. Auch von Ihrer Partnerin lassen Sie sich besänftigen. Dann spüren Sie in Ihre Bedürfnisse hinein, um wahrzunehmen, ob Sie mehr oder weniger Kontakt zueinander haben wollen. Und schließlich bitten Sie um mehr oder weniger Kontakt, ohne sich gegenseitig zu verletzen.«
Nachdem beide zugestimmt haben, fange ich an: »**Nehmen Sie sich zuerst einen Moment Zeit, in sich hineinzuspüren. Achten Sie auf alle Teile, die eventuell nicht bereit sind, Ihnen die Erlaubnis für diese Übung zu geben.**«
»Ich habe ja Vertrauen zu Ihnen«, sagt Michelle, »aber können wir eine Pause machen, wenn es zu unangenehm wird?«
»Aber natürlich!«, sage ich. »Dass Ihre Teile die Erlaubnis geben, ist ungeheuer wichtig.«
Diese Übung besteht aus drei einzelnen Schritten:

1. Beschützende Impulse wahrnehmen und weiter beobachten.
2. Verletzlichkeit zulassen.
3. Resonanz und positiven Kontakt erfahren und die Wirkung wahrnehmen.

1. Schritt: Auf Partnerin oder Partner zugehen und beschützende Impulse wahrnehmen

»So, Ihr beiden«, sage ich, »dann fangen wir mal an, indem wir aufstehen.« Da mein Praxisraum relativ groß ist, kann ich meinen Stuhl so weit zurückschieben, dass viel Platz für Bewegungen entsteht. »Dehnen und strecken wir uns einen Moment, um uns zu entspannen. Und dann stellen Sie sich bitte gegenüber auf, aber mit so viel Abstand wie möglich.« Das tun die beiden.

»Jetzt werde ich Sie gleich bitten, langsam aufeinander zuzugehen. Wichtig ist dabei Folgendes: **Achten Sie beim Gehen ganz genau auf Ihren Körper und vor allem auf Ihr Nervensystem.** Sobald Sie den Impuls spüren, zurückzuweichen oder loszulaufen, bleiben Sie stehen.« Nach dem bisherigen Verlauf rechne ich damit, dass Michelles Teile sich schnell bewegen werden, während die von Juliet Vorsicht walten lassen. »Achten Sie beim Gehen bitte genau darauf, worauf Sie genau achten«, füge ich hinzu.

Die beiden lachen.

»Ich habe das Gefühl, dass wir uns gegenseitig beobachten und darauf konzentrieren, was die andere gerade tut«, sagt Juliet.

»Interessant«, sage ich **»Dann machen wir gleich mal eine Pause, um das zu erforschen.** Schließen Sie die Augen, achten Sie auf den Atem und nehmen Sie wahr, welcher von Ihren Teilen sich auf Ihr Gegenüber konzentriert.«

Michelle spricht als Erste. »Mir wird gerade klar, dass ich mich ständig so verhalte. Ich warte ab, um festzustellen, was Juliet tut, bevor ich selbst etwas unternehme. Wie ist das bei dir, Juliet?«

Juliet nickt. »Bei mir ist es allerdings so, dass ich abwarte, was du *nicht* tust, bevor ich handle.«

»Fragen Sie beide Ihre Teile doch, warum sie sich so verhalten«, sage ich.

»Es ist sicherer«, bemerkt Juliet.

»Okay, gut. Spüren Sie wieder in sich hinein und lauschen Sie auf Ihre Teile ... Wodurch wird es sicherer?«

»Wenn ich herausbekomme, was Michelle will, indem ich sie beobachte, kann ich mich entscheiden, so zu handeln, dass ich das Ergebnis steuern kann«, sagt Juliet.
»Und inwiefern ist das sicherer?«, frage ich.
»Ich weiß schon, dass das komisch klingt, weil ich immer zurückweiche. Aber es geht darum, dass ich einen Teil habe, der mich beobachtet, damit ich nicht zu viel von Michelle bekommen will. Er schützt mich davor, enttäuscht zu sein, wenn ich zurückgewiesen werde.« Sie bricht in Tränen aus.
»Was passiert gerade?«, frage ich.
»Ich bin so selten in Kontakt mit diesem Gefühl, mehr bekommen zu wollen. Normalerweise weiß ich nur, dass ich Angst davor habe, zu viel geben zu müssen.«
»Das sind verschiedene Teile«, sage ich.
»Total verschiedene. Der eine will mehr, und der andere meint, dass es überhaupt nicht möglich ist, gefahrlos etwas zu wollen.«

2. Schritt: Verletzlichkeit zulassen

»Wären Sie wohl bereit, mehr über Ihre Tränen zu erzählen?«, frage ich.
»Ich bin traurig«, sagt Juliet. »Die Anstrengung, mich zu beschützen, verbraucht derart viele Energie. Wenn ich diese Teile nur dazu bringen könnte, lockerzulassen!«
»Da geht unsere Reise hin. Danke, dass Sie sich verletzlich gezeigt haben!« Ich wende mich an Michelle. »Wie ist es für Sie zu hören, was Juliet sagt?«
»Es ist eine Erleichterung«, sagt Michelle. »Mir kommt es nämlich immer so vor, als ob ich diejenige wäre, die abwartet und Juliet beobachtet, ob sie auf mich zugehen will. Wenn sie das macht, spüre ich es, deshalb warte ich, bis sich was bei ihr tut.«
»Und weshalb?«, frage ich nach. »Was ist die Geschichte, die Ihre Teile darüber erzählen?«
»Na ja«, sagt Michelle. »Also, ich könnte ... ich meine, ich bin zu oft zurückgewiesen worden, weil ich zu viel haben wollte.«

»Leuchtet Ihnen das ein?«, frage ich, an beide gewandt. »Das klingt so, als hätten Sie beide beschützende Teile, die auf der Hut vor Ihrer Partnerin wären und nichts unternehmen, um nicht zurückgewiesen zu werden.«

Beide nicken.

»Wissen Sie denn«, frage ich, **»wann Ihre Teile gelernt haben, Sie zu beschützen, indem sie die Umgebung beobachten?«**

»Das war ziemlich früh«, sagt Juliet.

»Bei mir ebenfalls«, sagt Michelle.

Wie sich herausstellt, haben beide Frauen Verbannte, die schon in jungem Alter scharf zurückgewiesen wurden, wenn sie ihr Bedürfnis nach Kontakt und Verbundenheit ausdrückten. Juliet ist damit umgegangen, indem sie ihre Bedürfnisse in sich vergraben hat und übertrieben unabhängig wurde. *Du kommst alleine besser zurecht*, sagen diese Teile. Die Beschützer von Michelle wiederum haben sich angepasst, indem sie lernten, unermüdlich nach Nähe zu suchen. *Jeder Kontakt, auch wenn er noch so unangenehm sein sollte, ist besser als keiner*, sagen ihre Teile.

Wenn man den beschützenden Teilen, die bei einer Erfahrungsübung auftauchen, Verständnis und Wertschätzung entgegenbringt, hilft ihnen das, ihre starre Haltung aufzugeben. Dadurch öffnet sich das Herz, und Liebe wird leichter zugänglich. Liebe wiederum, schreibt Cozolino (2006), schaltet das Alarmsystem aus.

3. Schritt: Resonanz

Juliet und Michelle sind bereits aufeinander zugegangen und haben sich einen Moment umarmt. Lächelnd halten sie sich an der Hand, während sie sich mir zuwenden. Wenn wir uns sicher fühlen, haben wir die Fähigkeit zur *limbischen Resonanz*, zu einem komplexen, schnellen, weitgehend nonverbalen Informationsaustausch über unseren inneren Zustand und die interpersonelle Abstimmung. Er ermöglicht eine tiefe persönliche Verbindung, bei der Emotionen harmonisiert werden (Lewis, Amini und Lannon 2000).

»Was nehmen Sie jetzt wahr?«, frage ich.
»Mein Körper fühlt sich weich an«, sagt Michelle.
»Meiner auch«, sagt Juliet. »Und offen. Weniger bedroht.«
»Und?«, frage ich nach. **»Was für einen Impuls haben Sie jetzt?«**
»Ich sehne mich nach Nähe«, sagt Michelle.
»Genau«, sagt Juliet.
»Fühlt sich das anders an als vorher?«
»Sehr sogar«, sagt Juliet.
Michelle nickt.
»Gut. **Atmen Sie bewusst und nehmen Sie wahr, wo Sie das in Ihrem Körper spüren.«**
Nach der Polyvagal-Theorie von Stephen Porges (2007) wird der Vagus-Nerv (der »kluge« Vagus) aktiviert, wenn wir uns sicher fühlen, wodurch der Körper sich entspannen kann. Selbst wenn wir unsere Umgebung nach Risiken absuchen, bringen ein freundliches Lächeln, ein behutsamer Blickkontakt und eine sanfte Stimme mit rhythmischem Tonfall das Gehirn dazu, den Vagus-Nerv zu regeln. Daraufhin verlangsamt sich die Herzfrequenz, die Atmung wird leichter, die Stressreaktionen werden gedrosselt, und die beteiligten Personen nähern sich körperlich einander an (Porges 2007). In der Sprache von IFIO würden wir sagen: Wenn wir unsere beschützenden Teile wahrnehmen und für sie sorgen, hilft ihnen das, aus dem Weg zu treten, wodurch das Nervensystem sich entspannen kann und das Selbst besser zugänglich wird. In diesem Zustand hat ein Paar Zugang zu seiner angeborenen Fähigkeit, Liebe zu schenken und zu empfangen.
»Nehmen Sie sich Zeit, das zu üben, damit es zu einer neuen Gewohnheit wird«, sage ich.
Nach vielen weiteren solchen Experimenten in der Therapie und zunehmend auch zu Hause haben die beiden Frauen sich allmählich sicherer und zugänglicher gefühlt, innerlich wie äußerlich.

ERFAHRUNGSÜBUNG NR. 1

1. Erklären Sie den Zweck der Übung: *Sie wünschen sich beide, mehr Nähe zueinander zu spüren. Das können wir üben.*
2. Erklären Sie genau, wie die Übung abläuft: *Ich werde Sie gleich bitten, aufeinander zuzugehen und dabei darauf zu achten, was in Ihrem Innern geschieht.*
3. Schaffen Sie Sicherheit, indem Sie die Erlaubnis von beiden Beteiligten einholen.
4. Helfen Sie den im Körper wahrnehmbaren beschützenden Teilen, sich in Gegenwart von Partnerin oder Partner zu lösen, und erforschen Sie die Impulse dieser Teile.
5. Unterstützen Sie verletzliche Teile dabei, sich auszudrücken: *Wollen Sie mehr über Ihre Angst erzählen?*
6. Fragen Sie das Paar, was geschieht, wenn die beschützenden Teile sich entspannen: *Was nehmen Sie jetzt wahr? Welchen Impuls spüren Sie jetzt? Was hat sich für Sie geändert?*
7. Verankern Sie die Erfahrung: *Spüren Sie Ihren Atem und nehmen Sie dabei wahr, was im Körper geschieht.*

THERAPEUTISCHE TIPPS

- Achten Sie auf Momente, in denen das Erleben des Paares durch Bewegungen oder Verhaltensänderungen vertieft wird.
- Sorgen Sie immer für Sicherheit und erhalten Sie die Erlaubnis von beiden Beteiligten, bevor Sie mit ihnen ein Experiment machen.
- Nehmen Sie wahr, wie viel Selbstvertrauen Sie selbst haben: Können Sie bei allem, was bei Erfahrungsübungen hochkommen kann, präsent bleiben?

Damien und Justine: Konflikte lösen

Wenn das Paar zur nächsten Therapiesitzung kommt, nachdem es zu Hause in der Zwischenzeit Konflikte gegeben hat, wollen die beiden oft berichten, was abgelaufen ist und wer schuld daran gewesen sei. Das Hin und Her darüber, wer angeblich dies und jenes gesagt hat, gibt den beschützenden Teilen nur die Gelegenheit, noch stärker zu beschuldigen und zu beschämen. Ihre Strategie könnte man so paraphrasieren: *Wenn ich dir nur genug wehtue, wirst du bereuen; du wirst fühlen, was ich gefühlt habe; du wirst begreifen, dass du dich falsch verhalten hast, und mich so lieben wie früher einmal.* Obwohl eine solche Taktik das vegetative Nervensystem aktiviert und dazu führt, dass beide Beteiligen innerlich wie gemeinsam nur über begrenzte Ressourcen verfügen, wehren sich die beschützenden Teile hartnäckig gegen die Erkenntnis, dass solche Gespräche absolut nicht geeignet sind, beim Gegenüber liebevolle Gefühle hervorzurufen.

Dennoch ergeben sich dabei nützliche Ansatzpunkte für das Paar, seinen Konflikt nachzuvollziehen und zu lösen. Sobald wir den beschützenden Teilen geholfen haben, sich zu lösen, gewinnen wir Zugang zu den verletzlichen Teilen, die beschützt werden. Und wenn Teile sich lösen, erhält das Paar die Chance zur Selbstregulierung oder – wie wir es ausdrücken – zur Selbst-Führung. Aus einer vom Selbst geführten Perspektive heraus können die beiden ihr Gespräch neu betrachten und einander mit Interesse und Freundlichkeit zuhören. Geschehen kann dies zum Beispiel mit der folgenden zweiten Erfahrungsübung.

»Oha«, sage ich, nachdem ich zugehört habe, wie Damiens beschützender Teil laut geworden ist, um Justine auf sich aufmerksam zu machen. »Was passiert da gerade?«

»Wir streiten!«, sagt Damien.

»Darf ich Ihnen ein bisschen helfen?«, frage ich beide.

»Auf jeden Fall!« Justine verdreht die Augen.

»Gut, dann tun wir etwas, was Sie schon kennen: Wir holen Luft, rekonstruieren, was passiert ist, und fangen noch mal von vorne an. Sind Sie dazu bereit?«

»Ja«, erwidert Damien.

»Ich habe ja bereits schon zugestimmt«, sagt Justine.
»Als, was ist los?«, frage ich.
»Wir haben ein Dilemma, um das wir uns kümmern müssen, aber Justine verhält sich schroff und unfreundlich«, sagt Damien.
»Und du hörst mir nicht zu!«, ruft Justine aus. »Wenn ich nicht perfekt kommuniziere, flippst du sofort aus!«
»Was ist das denn für ein Dilemma?«, frage ich.
»Eigentlich«, sagt Damien, »ist es dauernd vorhanden. Wir haben momentan unglaublich viel zu tun und streiten ständig darüber, wer was wann machen soll.«
»Dabei hat Damien wie üblich seine Abwehrhaltung eingenommen, und da bin ich explodiert«, ergänzt Justine.
Als Menschen verfügen wir über zwei wichtige Überlebensfähigkeiten, die sich hinderlich auf unsere Beziehungen auswirken: Wir lernen, was gefährlich ist, und wir halten ständig Ausschau nach Bedrohungen (Porges 2007). Sobald ein erlernter Bedrohungsreiz ausgelöst wird, tritt das vegetative Nervensystem auf den Plan, und dann treffen wir keine Unterscheidung zwischen Gegenwart und Vergangenheit mehr; wir befinden uns einfach nur im Zustand der Erregung (Cozolino 2008). Glücklicherweise haben wir außerdem innere Ressourcen, das vegetative Nervensystem zu beruhigen, damit wir von unserer Mitte aus handeln können, im Gleichgewicht und mit Liebe und Interesse.
Nach der Polyvagal-Theorie von Porges können wir lernen, einen bestimmten Teil des vegetativen Nervensystems zu aktivieren. Das ist der ventrale parasympathische Ast des Vagus-Nervs, der auch als »Nerv des Mitgefühls« bezeichnet wird. Er beruhigt das Nervensystem, indem er die Kampf-oder-Flucht-Reaktion und den parasympathischen Erstarrungszustand verringert, die durch lebensbedrohliche Gefahren hervorgerufen werden. Alle Säugetiere sind ebenso zur limbischen Resonanz und zur Regulierung fähig wie zu höchster Alarmbereitschaft. Da auch wir Säugetiere sind, können wir uns untereinander auf unseren inneren Zustand einstimmen und einander in emotionale Kongruenz hineinziehen (Lewis u.a. 2000). In unserem Modell lösen wir uns von unseren Teilen, um Zugang zu den spirituellen Ressourcen des Selbst zu bekommen. Ist dieser

Zustand erreicht, entspannt sich das Nervensystem, und ein Paar kann Liebe empfinden, was schwierige Gespräche möglich macht.

Da wir uns schon damit beschäftigt haben, wie man sich von seinen Teilen löst, sind Justine und Damien bereit für meine Anweisungen. Und da wir schon viele Monate zusammenarbeiten und eine gute Verbindung haben, weiß ich, dass ich die beschützenden Teile der beiden ein bisschen unter Druck setzen kann.

»Zuerst«, sage ich, »will ich Sie an ein paar Dinge erinnern. Sie werden beide zu Wort kommen, und Sie werden beide üben zuzuhören. Aber zuerst wollen wir mal sehen, ob wir Ihren beschützenden Teilen helfen können, sich ein bisschen zu entspannen und einen gemeinsamen Nenner zu finden. **Spüren Sie in Ihren Körper hinein, atmen Sie ein oder zwei Mal tief durch und versichern Sie Ihren beschützenden Teilen, dass wir ihnen zuhören werden.**«

Beide konzentrieren sich einen Moment auf ihr Inneres.

»Jetzt«, fahre ich fort, »**schlage ich Ihnen ein Experiment vor. Sie können gerne ablehnen, aber lassen Sie mich es erst einmal beschreiben.** Es geht darum, dass Ihre beschützenden Teile Dampf ablassen, ohne sich gegenseitig zu verletzen. Dazu ist es nötig, dass Sie aufstehen, sich bewegen und in den Körper hineinspüren.«

»Das gefällt mir!«, sagt Justine.

»Sie sind ganz schön verrückt, Toni«, sagt Damien, »aber ich vertraue Ihnen. Deshalb tue ich alles, was Sie vorschlagen.«

»Prima. Dann stehen Sie jetzt bitte auf.«

Ich klebe einen Streifen Kreppband auf den Boden und fordere die beiden auf, sich links und rechts davon aufzustellen.

»Jetzt kommen die Regeln für Ihre beschützenden Teile. Nichts sagen, die Grenze nicht übertreten und nicht anfassen. Dadurch haben Ihre Teile die Chance, durch Bewegungen und Geräusche miteinander zu kommunizieren. Immer noch einverstanden?«

Nachdem beide zugestimmt haben, stellen sie sich gegenüber auf.

»Verkörpern Sie jetzt diese frustrierten Teile, die Ihnen helfen wollen, ein Bedürfnis erfüllt zu bekommen.«

Die beiden nehmen Blickkontakt auf und lachen. Das ist ein erster Schritt dazu, die beruhigende Wirkung hervorzurufen, die der Körper von Natur aus hat (Porges 2007). In der Sprache unseres Modells werden die aktivierten Teile dabei unterstützt, sich zu lösen. Zuerst tritt Damien in Aktion, indem er bis zur Grenze vordringt. Er verzieht das Gesicht zur Grimasse, wedelt mit den Armen und zeigt auf Justine. Die reagiert, indem sie in die Hocke geht und leise faucht, dann springt sie hoch und schwingt die Arme in die Luft, als müsste sie sich größer machen. Anschließend springen beide auf und ab, zeigen aufeinander, strecken die Zunge heraus, knurren und boxen in die Luft, bis sie schließlich in Lachen ausbrechen und sich atemlos auf die Couch fallen lassen. Während sie nah beieinander sitzen, greift Justine nach Damiens Hand. Ihre Brust hebt sich, und sie stößt einen Seufzer aus. Damien legt ihr den Arm um die Schultern, und sie lehnt sich an ihn.

»Das war richtig gut«, sagt sie durch Tränen hindurch. »Die ganze Energie musste ich wirklich loslassen. Es ist so erschöpfend, wütend auf dich zu sein.« Sie kuschelt sich an Damiens Schulter und schluchzt noch ein bisschen, dann hebt sie den Kopf und sagt: »Ich muss jetzt einfach einen Moment weinen.«

Damien legt die Arme um sie und wiegt sie sanft. »Manchmal bin ich ein ziemlicher Holzkopf, das ist mir schon klar«, sagt er. »Aber ich will dir bestimmt nicht wehtun.«

Justine setzt sich auf und wischt sich mit dem Ärmel die Tränen ab. »Als Kind habe ich viel Gemeinheit erlebt. Mein Vater hat uns ständig alle kritisiert, und er selbst ist extrem von meiner Mutter kritisiert worden. Da bin ich wohl schon von Geburt an entsprechend eingestellt.«

»Wie ist die Beziehung zwischen Ihrem kritischen Teil und diesem anderen Teil, der versucht, ein Bedürfnis erfüllt zu bekommen?«, frage ich behutsam.

»Der andere Teil will nur, dass Damien tut, was ich brauche«, sagt Justine. Dann lacht sie über sich selbst und sieht Damien an. »Ist das nicht toll? Wie könntest du dich über so etwas Simples wohl beschweren?«

Damien lächelt.

Ich wende mich an ihn. »Nehmen Sie in sich auch eine Beziehung zwischen einem beschützenden Teil und einem anderen Teil wahr, der versucht, Bedürfnisse erfüllt zu bekommen?«

»Nein, solche Teile hat nur Justine«, sagt er mit trockenem Humor. »Ich habe keine Bedürfnisse.«

Justine boxt ihm leicht in den Arm, worauf er mit gespielter Furcht zurückzuckt.

»Nehmen wir uns die Sache mit den Bedürfnissen für das nächste Mal vor«, sage ich. »Es sieht ganz so aus, als würden die beschützenden Teile, die wir heute kennengelernt haben, bei Ihnen beiden versuchen, Bedürfnisse erfüllt zu bekommen. Allerdings gibt es mehr als genug Möglichkeiten, das effizienter zu tun. Für heute würde ich vorschlagen, dass wir das Gespräch von vorher noch einmal anfangen, nachdem die Lage sich jetzt entspannt hat. Wie wäre das?«

»Klingt gut«, antwortet Damien mit einem Seufzer.

Im Vertrauen darauf, dass das Paar sich inzwischen genügend von seinen Teilen gelöst hat, um ohne große Eingriffe von mir das nötige Gespräch zu führen, bringe ich dieses in Gang und lehne mich zurück. Tatsächlich drücken die beiden sich verantwortungsvoll aus und hören einander gut zu. Am Ende berichten sie, dass das Ergebnis des Gesprächs weniger wichtig gewesen sei als die beiderseitige Bereitschaft, einander zuzuhören.

ERFAHRUNGSÜBUNG NR. 2

1. Erklären Sie das Experiment: *Ich werde Ihnen helfen, in Kontakt zu Ihren beschützenden Teilen zu kommen und sich von ihnen zu lösen, damit wir den Konflikt neu angehen können.*
2. Helfen Sie dem Paar, beschützende Teile wahrzunehmen und sich von ihnen zu lösen: *Spüren Sie in den Körper hinein und atmen Sie dabei tief ein und aus. Beruhigen Sie Ihre Teile und bitten Sie sie, sich zu entspannen.*

3. Erhalten Sie die Erlaubnis des Paares und sorgen Sie für Sicherheit: *Ich möchte mal etwas anderes ausprobieren, aber Sie können mein Angebot gerne ablehnen.*
4. Beschreiben Sie den Ablauf: *Wir werden Ihre beschützenden Teile bitten, sich im Körper bemerkbar zu machen und sich auszudrücken, ohne etwas zu sagen. Später werden Sie dann Gelegenheit haben, für diese Teile zu sprechen.*
5. Bleiben Sie wach und einfühlsam, während die Teile mit ihren Gefühlen zum Vorschein kommen. Unter Umständen müssen Sie den Prozess verlangsamen, indem Sie überforderten Teilen helfen, sich zu lösen, oder das Paar dabei unterstützen, ein bestimmtes Gefühl zu verstehen.
6. Behalten Sie im Kopf, dass ein Verkörpern von Teilen oft dazuführt, dass beschützende Teile sich entspannen, was dem Paar hilft, eine neue Perspektive einzunehmen.
7. Ermuntern Sie das Paar zu einer anderen Kommunikationsweise: *Wären Sie bereit, es noch einmal mit dem Gespräch über dieses Thema zu versuchen?*

THERAPEUTISCHE TIPPS

Manchmal scheitern Experimente, haben keine Wirkung auf das Paar oder erzeugen nur zusätzliche Dissonanz. Falls es dazu kommt, sollten Sie sich die folgenden Fragen stellen.

1. Hat das Experiment begonnen, ohne dass vorher eine sichere Basis geschaffen wurde?
2. Ist wirklich eine sichere Basis entstanden?
3. War das Interesse des Paares genugend geweckt?

4. Haben die beschützenden Teile von einer oder beiden Personen zu reflexhaft oder zu resistent reagiert und es dadurch unmöglich gemacht, in den Körper hineinzuspüren? (Fisher 2002)

Zusammenfassung

In den in diesem Kapitel dokumentierten Sitzungen werden nur zwei von vielen Erfahrungsübungen vorgeführt, die bei der IFIO-Therapie verwendet werden können. Eine solche Übung kann ziemlich einfach sein und nur wenige Minuten dauern, sie kann aber auch komplex sein und eine ganze Sitzung in Anspruch nehmen. In beiden Fällen ist eine solche Erfahrungsarbeit eine ausgezeichnete Möglichkeit für das Paar, ein Gefühl dafür zu bekommen, wie man sich von seinen Teilen löst, das Nervensystem reguliert und die Energie des Selbst spürt. Aus dieser neuen Perspektive heraus entwickeln die beiden mehr Verständnis und eine größere Bereitschaft, Verantwortung für ihr Handeln zu übernehmen, ohne sich oder die andere Person zu kritisieren. Um eine Erfahrung zu *machen*, statt über sie zu *sprechen*, braucht das Paar Mut, während wir in der therapeutischen Rolle kreativ und einfühlsam sein müssen. Es lohnt sich, das zu investieren.

PRAKTISCHE HINWEISE

1. Entwickeln Sie im Lauf der Zeit eine vertrauensvolle Beziehung zu dem Paar.
2. Nehmen Sie sich vor, aufmerksam wahrzunehmen, wann ein solches Experiment die Therapie vertiefen könnte.

3. Gestalten Sie Erfahrungsübungen mit Kreativität, Neugier und Selbstvertrauen. Mögliche Elemente sind unter anderem: Bewegungen, Bilder zeichnen, Berührungen (zum Beispiel die Berührung von zwei Fingern), die Gefühle eines Teils und dann die Selbst-Energie mit Blicken ausdrücken, neue Verhaltens- und Redeweisen ausprobieren, einen Konflikt rekonstruieren und es mit einer anderen Herangehensweise versuchen.
4. Erhalten Sie auf jeden Fall die Erlaubnis von beiden Beteiligten und üben Sie nie Druck aus.
5. Erklären Sie das Experiment und seinen Zweck, bevor Sie das Paar fragen, ob es mitmachen möchte.
6. Erläutern Sie, auf welche Weise Schutz und Verletzlichkeit zusammenhängen.
7. Achten Sie auf Momente von Verletzlichkeit und Entspannung; verlangsamen Sie dann das Geschehen, um die Erfahrung zu vertiefen.
8. Um die Differenzierung des Paares zu verstärken, können Sie noch einmal aufzeigen, wie man auf geschickte Weise spricht und zuhört (Kapitel 4).
9. Helfen Sie dem Paar, seinen Konflikt noch einmal anzugehen, sobald die beiden sich genügend von ihren Teilen gelöst haben, um mit Respekt und Interesse zu sprechen und zuzuhören.

Solche korrektiven Erfahrungen stärken die Fähigkeit beider Personen, ihr vegetatives Nervensystem zu regulieren (Porges 2007) und limbische Resonanz zu empfinden (Lewis u.a. 2000). Das wiederum fördert ein Gefühl von Sicherheit, Verbundenheit und Nähe.

– 11 –

WAS MACHT EINEN SCHWIERIGEN FALL SCHWIERIG?

Weil der Vorgang, etwas als *schwierig* zu beurteilen, subjektiv ist, enthält dieses Kapitel keine schwierigen Fälle, sondern lädt dazu ein zu fragen: *Was macht einen Fall schwierig?* Beantworten können wir diese Frage, indem wir uns von unseren Teilen lösen und wahrnehmen, wann und ob sie auf die Probleme eines Paares und die therapeutische Dynamik reagieren. Die betreffenden Probleme können wir als alltäglich oder als ungewöhnlich empfinden, als explosiv und als ergreifend. Es kann um die Beziehungen des Paares zu Personen aus dem weiteren Familienkreis gehen, um Erziehungsfragen, um Geld, Sex, außereheliche Beziehungen, Gewalt, Trennung, Scheidung, Krankheit und mehr. Dies alles sind Themen mit potenzieller Bedeutung für alle Menschen und damit auch für uns in der therapeutischen Rolle.

In diesem Buch geht es immer wieder um Strategien, mit denen das Paar seine physiologische Erregung regulieren kann. Da wir in der therapeutischen Rolle vor derselben Aufgabe stehen – schließlich reagieren auch unsere Teile auf das, was wir erleben –, konzentrieren wir uns ebenfalls auf Selbstregulierung. Wenn unsere Teile mit uns verschmelzen, weil sie zu viel oder zu wenig Empathie empfinden, weil sie Klientin oder Klient kritisch beurteilen oder weil sie ängstlich, wütend oder angewidert sind, beeinträchtigt das unsere Fähigkeit, präsent und empfänglich zu bleiben. Der Inhalt, der eine dieser Reaktionen auslöst, kann als schwierig gelten, egal, worum es sich handelt. Jede Schwierigkeit aber bietet uns eine Gelegenheit, uns selbst zu beobachten und etwas zu lernen. Die für die zweite Phase unserer Methode beschriebenen Techniken sind auf alle infrage kommenden Szenarien anwendbar, unabhängig davon, ob diese für uns leicht oder schwierig sind.

Therapeutenteile und Teile von Therapeutin oder Therapeut

In der IFIO-Ausbildung fordert Pamela Geib ihre Auszubildenden auf, die Unterschiede zwischen zwei Kategorien von Teilen zu erforschen, die häufig bei der Arbeit mit Paaren aktiviert werden. Die erste Kategorie sind die *Therapeutenteile*. Wenn diese bestens ausgebildeten Teile in Kontakt mit unserem Modell kommen, haben sie oft bereits starke Überzeugungen, was die therapeutische Rolle und die Voraussetzungen für eine gute Paarbeziehung angeht. Natürlich wollen wir unsere Therapeutenteile respektieren, würdigen und in Anspruch nehmen, aber wir wollen uns auch von ihnen lösen, damit wir erfolgreich mit dem Paar zusammenarbeiten können. Wenn wir mit ihnen verschmelzen, halten uns ihre Meinungen darüber, was sie für gesund und normal halten, davon ab, offen mit davon abweichenden Ansichten des Paares umzugehen. Daher bringen wir in IFIO unsere Therapeutenteile dazu, ihre Expertenrolle loszulassen, um die Überzeugungen des Paares und die Ziele der Behandlung erforschen zu können.

BEISPIELE FÜR THERAPEUTENTEILE

- Hochkompetent in spezifischen Therapiemodellen.
- Bestimmten Vorstellungen darüber verhaftet, was gesund ist.
- Fixiert darauf, Expertin oder Experte zu sein.
- Unfähig, der Selbst-Energie des Paares zu vertrauen.

Die zweite Kategorie sind die *Teile von Therapeutin oder Therapeut.* Es sind jene verbannten und beschützenden Teile aus unserer Kindheit, die durch die Teile des Paares aktiviert werden. Näheres dazu in Kapitel 6 zum Thema Gegenübertragung.

BEISPIELE FÜR TEILE VON THERAPEUTIN ODER THERAPEUT

- Fürchtet Konflikte.
- Triangulierung durch Eltern oder andere frühe Bezugspersonen.
- Projiziert Bezugspersonen aus der Kindheit auf eine oder beide Personen des Paares.
- Schämt sich für das Gefühl, inkompetent zu sein.
- Hofft, dass Klientin oder Klient die eigenen Bedürfnisse erfüllen.
- Ist durch Affekt oder mangelnden Affekt schnell überfordert.

Ziel der Wahrnehmung unserer eigenen Teile ist es zu erkennen, wie der Konflikt des Paares ein Spiegel unserer eigenen Probleme ist.

Die folgenden Übungen sollen uns bei der Paartherapie helfen, Situationen zu erforschen, in denen entweder unsere Therapeutenteile oder unsere Teile von Therapeutin oder Therapeut aktiviert werden, wodurch wir den Eindruck bekommen, dass der Fall selbst, die Dynamik des Paares oder das Material zu schwierig sind, um damit umzugehen.

Selbsterforschung Nr. 1: Wer sagt: Dieser Fall ist zu schwierig?

Wenn wir das Gefühl haben stecken zu bleiben beziehungsweise überfordert oder frustriert zu sein, können wir eine Kehrtwende vollziehen und jene Teile in uns wahrnehmen, die entweder unsere eigene Arbeit oder die Teile des Paares kritisch beurteilen (siehe Schritt für Schritt A). Der erste Hinweis auf eine solche Situation ergibt sich zum Beispiel, wenn wir uns sagen hören: Ich weiß nicht, was ich tun soll.

SCHRITT FÜR SCHRITT A: ZEIT ZUM ZUHÖREN

1. **Schritt:** Nehmen Sie sich Zeit, Ihrem verwirrten Teil sorgfältig zuzuhören und lassen Sie ihn kommunizieren, bis er sich gehört und verstanden fühlt. Stellen Sie fest, ob es sich um einen beschützenden Teil mit einem kritischen Urteil oder um einen verletzlichen Teil mit einer Angst handelt.
2. **Schritt:** Wenn der betreffende Teil jung zu sein scheint, nehmen Sie seine Ängste wahr und bitten ihn um weitere Informationen. Vielleicht müssen Sie später zu ihm zurückkehren, um ihn zu verstehen und von seinen Lasten zu befreien.

3. **Schritt:** Wenn es sich um einen beschützenden Teil handelt, sollten Sie ihm sehr sorgfältig zuhören. Bitten Sie ihn, Ihnen klar mitzuteilen, weshalb er so empfindet, wie er es tut. Alle unsere Teile haben eine bestimmte Weisheit. Wenn wir uns von ihnen lösen und vom Selbst aus auf ihre nicht extreme Botschaft lauschen, erhalten wir im Allgemeinen sowohl innere wie auch auf das Paar bezogene Einsichten.
4. **Schritt:** Fragen Sie Ihre Teile, was sie brauchen, um Ihnen vertrauen zu können. Das wird diesen Teilen helfen, von Ihnen gelöst zu bleiben, sodass Sie Zugang zur Weisheit der Teile und zur Weisheit des Selbst haben.

Ein Beispiel: Ein mit uns verschmolzener Teil zeigt ein kontrollierendes Verhalten, weil er die Notwendigkeit empfindet, das Paar zu bremsen. Ironischerweise wäre dieselbe Intervention nützlich, wenn sie mit Selbst-Energie vorgenommen würde.

Selbsterforschung Nr. 2: Einen negativen Kreislauf zwischen dem Paar und Therapeutin oder Therapeut beurteilen

Im dritten Kapitel zeigen wir auf, wie Konflikte innerhalb des Paares beurteilt werden können, indem wir den negativen Kreislauf der beiden beobachten und sie dann auf die verletzlichen Gefühle aufmerksam machen, die ihr automatisches Verhalten antreiben. Parallel dazu können wir selbst wahrnehmen, welche unserer Teile in Bezug auf das Fallmaterial aktiviert werden: Was sind unsere Impulse? Was würden wir bei der Arbeit mit dem betreffenden Paar sagen oder tun? Was treibt unsere automatischen Reaktionen an?

»Ich weiß einfach nicht mehr, was ich mit diesem Paar anstellen soll«, sagt Jo bei einer Supervisionssitzung mit mir. »Dieser Typ hält einfach nie die Klappe! Dabei habe ich schon alles versucht.«
»Frustriert?«, frage ich.
»Und wie«, sagt Jo.
»Wärst du offen dafür zu erforschen, was in deiner Beziehung zu diesem Typen und dem gesamten Paar abläuft?«
»Natürlich.«
»Dann nimm dir einen Moment Zeit, die beiden vor dein geistiges Auge zu holen. Beobachte dann, wie sie in die Dynamik verfallen, mit der du nicht zurechtkommst.«
Jo schließt die Augen und schweigt eine Weile.
»Was spürst du, während du die beiden beobachtest?«, frage ich.
»Mein Magen zieht sich zusammen.«
»Was ist dein erster Impuls?«
»Diesen Typen anzubrüllen.«
»Und was tut du?«, frage ich.
»O je!«, seufzt sie. »Ich versuche, ihn zu kontrollieren. Dabei bin ich ziemlich streng.«
»Und wenn du deinem Kontrollbedürfnis nachgibst, wie reagiert er dann?«
»Tja, seine Frau ist ganz begeistert.«
»Und er selbst?«
»Er sagt mir, ich soll ihn in Ruhe lassen.«
»Und was passiert dann in dir?«, frage ich.
»Ich verhalte mich kühl und tue so, als wäre ich offen für alles, aber in Wirklichkeit klappe ich innerlich zusammen.«
»Sollen wir uns mal mit den betreffenden Teilen beschäftigen?«, schlage ich vor.
Bei der folgenden Arbeit hat Jo ihren beschützenden Teil davon überzeugt, über seine Rolle und darüber zu sprechen, wem sein Schutz galt. Als Kind war sie in der Schule von anderen schikaniert worden und erkannte nun bei dem von ihr therapierten Paar eine Dynamik der Machtausübung, wie sie es nannte. Ihr beschützender Teil reagierte darauf mit dem Versuch, gegenüber dem Ehemann eine ähnliche Taktik anzuwenden. Wenn das

nicht funktionierte, fühlte sie sich wie betäubt und verstummte mitten in der Sitzung. Während sie daran arbeitete, sich von den aktivierten Teilen zu lösen, erkannte sie Alternativen und fing an, mit dem Ehemann anders umzugehen. Dieser wiederum entdeckte, dass sein ebenso redseliger wie kontrollsüchtiger Teil ebenfalls einen schikanierten jungen Verbannten beschützte.

In IFIO lautet unser Motto: *Wenn du den Eindruck hast, du bist stecken geblieben, mach eine Kehrtwende und schau in dich hinein.* Unsere Kreisläufe mit den Menschen, die wir behandeln, liefern wertvolle Hinweise dafür, wie wir therapeutische Hindernisse überwinden können. Mit den folgenden drei Schritten können wir herausfinden, wie unsere innere Welt mit der Dynamik und den Themen des Paares zusammenhängt. Legen Sie Stift und Papier bereit, um zu notieren oder zu zeichnen, was Sie über sich erfahren.

SCHRITT FÜR SCHRITT B

1. Schritt: Den Kreislauf begreifen

Denken Sie an ein schwieriges Paar aus Ihrer Praxis und stellen Sie es sich konkret vor. Erinnern Sie sich an das, was die beiden schwierig erscheinen lässt, zum Beispiel den Inhalt ihrer Gespräche oder die Dynamik der Beziehung.

- Was geschieht dabei in Ihrem Körper?
- Was hören Sie sich über das Paar, über sich selbst und über Ihre Beziehung zu dem Paar sagen?
- Was sagen Sie zu den beiden oder was tun Sie mit ihnen, und welche Reaktion erhalten Sie?
- Wie reagieren Ihre eigenen Teile?
- Nehmen Sie den Kreislauf zwischen Ihren Teilen und dem Paar wahr.

- Können Sie die Verantwortung für Ihre Rolle in diesem Kreislauf übernehmen und Ihren Teilen Mitgefühl entgegenbringen?

Experimentieren Sie, indem Sie Ihre Teile von einem zentrierten Standpunkt aus erforschen. Stellen Sie die folgenden Fragen und bleiben Sie neugierig:

- *Was an diesem Paar bringt mich so durcheinander?*
- *Was hoffe ich für die beiden tun zu können und wie?*
- *Was befürchte ich, wenn ich mich jetzt ein bisschen entspannen würde?*
- *Welcher von meinen Teilen ist im Kreuzfeuer dieses Paares gefangen?*

2. Schritt: Sich von den eigenen Teilen lösen

Strategien, um sich vor einer Sitzung zu lösen:

- Bereiten Sie sich vor Beginn der Sitzung vor, indem Sie sich einige Minuten Zeit nehmen, sich daran zu erinnern, welche von Ihren Teilen von der Dynamik des Paares aktiviert werden.
- Werden Sie sich intensiv der engen Beziehung zwischen Ihrem beschützenden Teil und der Verletzlichkeit (dem verbannten Teil) bewusst, auf die er reagiert.

Während der Sitzung:

- Lernen Sie, Ihr vegetatives Nervensystem zu regulieren:
  - Nehmen Sie Ihren Körper bewusst wahr.
  - Sprechen Sie mit Ihren Teilen, die Ihnen zuhören werden.
  - Beruhigende Worte und liebende Güte haben eine positive Wirkung.
  - Versuchen Sie zu fragen: *Was brauchst du, um mir zu vertrauen?*

- Nehmen Sie sich vor, sich gleich nach der Sitzung mit allen Teilen zu beschäftigen, von denen Sie sich nicht kontinuierlich lösen konnten.

3. Schritt: Sprechen Sie für Ihre Teile, falls das angebracht ist
- *»Ich nehme gerade einen Teil wahr, der mich daran gehindert hat, ganz präsent und bei Ihnen zu sein ...«*

Selbsterforschung Nr. 3: Was, wenn ich dem Paar nicht helfen kann?

Tja, was ist, wenn wir das nicht können? Egal, wie bereit unsere Teile sind, sich von uns zu lösen, und wie ernsthaft wir uns Rat holen, kommt es vor, dass wir auf das Paar nicht so einwirken können, wie wir wollen. Falls wir nicht unser Mitgefühl für uns selbst verlieren und uns selbst oder dem Paar die Schuld daran geben, ist das völlig in Ordnung!
Nach meiner Erfahrung stehen unsere Therapeutenteile unter dem Druck, um jeden Preis Erfolg zu haben. Bei Ausbildungstreffen habe ich zahllose Stunden damit verbracht, Kolleginnen und Kollegen zuzuhören, die sich schämten, weil sie nicht genügend Wirkung auf ein bestimmtes Paar hatten. Wir geben uns schnell die Schuld, wenn ein Paar seine Dynamik nicht ändern kann oder will. Aber Techniken allein, so bewährt und wirkungsvoll sie auch sein mögen, reichen für eine erfolgreiche Paartherapie nicht aus. Unerlässlich ist auch die vollständige Bereitschaft des Paares mitzuwirken, und das ist etwas, was man nicht anordnen kann. Man kann nur Vorschläge machen. Wenn an einem toten Punkt ein beschämender kritischer Teil zutage tritt und seinen Zorn auf uns oder das Paar richtet, will er eigentlich hilfreich sein, aber stattdessen hindert uns seine Stimme daran, uns und das Paar aufrichtig zu erforschen.

Es erfordert Mut, präsent zu bleiben, wenn ein beschämender Teil sich meldet, aber nur so kann man weitere Scham verhindern. Dabei hilft es mir, wenn ich mich daran erinnere, dass solche Teile bestimmte Geschichten, Wunden und Lasten haben, weil sie jahrelang von uns selbst und anderen verabscheut wurden. Aus dem IFS-Modell wissen wir, dass beschützende Teile, die extrem geworden sind, sich entspannen, sobald sie sich respektiert und gewürdigt fühlen (Schwartz 2018). Solange sie jedoch mit uns verschmolzen sind, können sie schlüpfrig und schwer zu fassen sein. Sie lösen sich nur von uns, wenn wir sie mit echtem Interesse behandeln, wie unten aufgezeigt. Unsere Teile zu akzeptieren, zu respektieren und zu lieben ist das Ziel der Therapie für uns selbst ebenso wie für unsere Klientinnen und Klienten. In IFIO betonen wir außerdem, dass beschämende Teile bestimmte Stärken und Begabungen besitzen, zu denen wir nur dann Zugang haben, wenn sie geheilt und vom System wieder freundlich aufgenommen worden sind. Das Gefühl, gescheitert zu sein, werden wir nur dann hinter uns lassen, wenn wir Frieden mit unseren Verletzlichkeiten schließen (Kaufman 1980).

SCHRITT FÜR SCHRITT C: MIT EINEM BESCHÄMENDEN TEIL UMGEHEN

1. Schritt: Suchen Sie diesen Teil in oder um Ihren Körper herum und lösen Sie sich so gut wie möglich von ihm.
Konzentrieren Sie sich dabei auf Ihre Körperempfindungen.

- Was geschieht in Ihrem Körper und was hören Sie sich sagen?

2. **Schritt:** Welche Empfindungen bringen Sie dem beschämenden Teil entgegen? Hören Sie nicht auf, sich von ihm zu lösen, bis Sie zumindest ein bisschen Neugier auf ihn verspüren und – falls möglich – auch etwas Freundlichkeit und Mitgefühl ihm gegenüber.

3. **Schritt:** Fragen Sie den Teil, was er für Sie erhofft oder beabsichtigt.

4. **Schritt:** Betrachten Sie die enge Beziehung zwischen dem beschämenden und dem beschämten Teil:
   - Beschützt der beschämende Teil einen verletzlichen Teil?
   - Können Sie die Beziehung zwischen diesen beiden Teilen sehen, fühlen oder spüren?

5. **Schritt:** Beschäftigen Sie sich mit dem beschämenden Teil. Wenn Sie von ihm gelöst bleiben können, stellen Sie ihm die folgenden Fragen, um ihn besser zu verstehen:
   - *Wie alt warst du, als du diese Aufgabe übernommen hast?*
   - *Unter welchen Umständen hast du diese Aufgabe übernommen?*
   - *Wie war es damals für dich? Wärst du bereit, mir deine Geschichte zu erzählen?*
   - *Wie ist es für dich, jetzt mit mir zu sprechen?*
   - *Wenn es eine andere Möglichkeit für mich gäbe, mich sicher und souverän zu fühlen, und du deshalb deine Aufgabe loslassen könntest, was würdest du dann stattdessen gerne tun?*

Zusammenfassung

Wenn ein Paar zur Therapie kommt, kann es mit ganz verschiedenen Problemen kämpfen, zum Beispiel mit Erziehungsfragen, der Beziehung zu Verwandten, mit Krankheiten, den Finanzen, Sex, außerehelichen Beziehungen und mehr. Auf die Sorgen und Gefühle der beiden reagieren wir je nachdem, was wir selbst früher erlebt haben. Wenn unsere Teile, darunter unsere Therapeutenteile, sich über- oder unterfordert fühlen, erschwert das unsere Aufgabe. Sobald wir uns selbst kennen, begreifen wir, weshalb ein bestimmter Fall schwierig für uns ist.

Eines ist gewiss: Wir sind alle unvollkommen, und für uns alle stellen manche Paare eine Herausforderung dar. Wenn wir den Eindruck haben, stecken geblieben zu sein, neigen unsere beschämenden und beschämten Teile dazu, die vielen Optionen zu verschleiern, die wir haben. Zum Beispiel können wir ausdrücken, was wir erleben, wir können das Paar an eine Kollegin oder einen Kollegen übergeben, und wir können uns eingestehen, dass nicht jedes Paar bereit ist, eine Therapie zu machen oder mit klarem Herz und Verstand neu anzufangen. Eigene Fehler einzuräumen und zu korrigieren hat auf jeden Fall Vorbildcharakter. Außerdem müssen wir manchmal die Taktik ändern, uns Rat von anderen holen oder uns weiterbilden. Egal, wofür Sie sich entscheiden, denken Sie immer daran, dass Sie einen schwierigen Fall definitiv noch schwieriger machen werden, wenn Sie zulassen, dass Ihr beschämender kritischer Teil mit Ihnen verschmilzt und Ihnen die Schuld zuschreibt oder das Paar pathologisiert. Arbeiten Sie stattdessen daran, sich zu lösen und sich auch in schwierigen Momenten selbst zu lieben.

Phase 3

ABSCHLUSS

– 12 –

DEN BRUCH IN DER BEZIEHUNG REPARIEREN

In diesem Kapitel geht es darum, wie man in einer Paarbeziehung um Vergebung bitten, einander vergeben und Brüche heilen kann. Alle Paare erleben gelegentlich Konflikte, weil das Gefühl entsteht, betrogen worden zu sein. Manchmal liegt das an kleinen, alltäglichen Vorkommnissen, die sich ergeben, weil die beiden nicht gut aufeinander eingestimmt sind. Andere Vertrauensbrüche sind heftiger, zum Beispiel Lügen oder Affären. Weil viele Menschen nicht gut um Vergebung bitten und vergeben können, erforschen wir die vorhandenen Überzeugungen zu diesem Thema und stellen fest, wodurch sich eine Wiedergutmachung authentisch anfühlt. Wir beschäftigen uns zwar in der gesamten IFIO-Arbeit mit beschämten und beschämenden Teilen, aber das Paar ist nur dann zu einer Heilung der Beziehung bereit, wenn die beiden einander als Ressource sehen statt als *die Person, die verwundet oder als jene, die erlösen soll.* Ab diesem Punkt können wir allmählich darüber sprechen, wie man anderen und sich selbst vergibt, was es letztlich ermöglicht, dass beide Beteiligten die Verantwortung für Verhaltensweisen übernehmen, die verletzen, ob stark oder nur ein bisschen.

Erneuerbare Verbindungen

Es ist völlig normal, dass es in Paarbeziehungen Konflikte gibt. Sie sind sogar nützlich, wenn sie zu einem aufrichtigen Gespräch über die Ursachen führen, darüber, wie beide den Konflikt erlebt haben und wie er gelöst werden kann. Kurz gesagt, bietet ein Konflikt eine Gelegenheit zu gemeinsamem Wachstum und Verständnis. Es geht nicht um eine perfekte Harmonie in der Beziehung, *aber ein Bruch, der nicht eingestanden wird und unaufgelösten Groll und Ärger hinterlässt, verursacht immer Schaden.* Daher muss ein Paar in der Lage sein, wieder eine sichere Bindung herzustellen, wenn es zu einem Konflikt kommt. Auf den folgenden Seiten beschäftigen wir uns mit Hindernissen dafür, um Vergebung zu bitten, und damit, wie eine echte Heilung unterstützt werden kann.

Was macht es so schwierig, um Vergebung zu bitten?

Bei vielen Menschen – auch bei Therapeutinnen und Therapeuten – wird schon dann eine ganze Reihe von Teilen aktiviert, wenn das Thema, um Vergebung zu bitten und zu vergeben, nur erwähnt wird. Unsere Klientinnen und Klienten haben oft Teile, die meinen, man würde dadurch entweder die Schuld auf sich nehmen oder zu verletzlich sein. Das drücken sie zum Beispiel so aus: *Um Vergebung zu bitten bedeutet, dass man unrecht hat; das wird später gegen mich verwendet werden; wenn ich die volle Verantwortung übernehme, lasse ich ihn einfach so davonkommen, dann ändert sich nichts und ich werde wieder verletzt.* Und die Therapeutinnen und Therapeuten, die in meine Fortbildungsseminare kommen, sagen etwa: *Um Vergebung zu bitten und zu vergeben hat einen religiösen Beigeschmack; man sollte Menschen, die schlecht behandelt wurden, nicht dazu zwingen zu vergeben; es gibt Leute, die einfach keine Vergebung verdienen.* Wie bei allem, was beschützende Teile glauben, sind das berechtigte Bedenken. Deshalb schlage ich hier vor, dass wir uns sorgfältig mit der Bedeutung beschäftigen, die unsere Teile diesem (und jedem anderen) Thema beimessen.

In IFIO laden wir sowohl das Paar als auch uns selbst ein, auf sichere und respektvolle Weise zu erforschen, was es bedeutet, um Vergebung zu bitten und zu vergeben. Das geschieht, indem wir allen Teilen zuhören und sie zu Wort kommen lassen. Als Basis dient die Annahme, dass nie eine der beiden Personen allein für den gesamten Konflikt in der Beziehung verantwortlich ist. Vielmehr haben beide beschützende Teile, die nicht so gesehen werden wollen, *als hätten sie unrecht.* Daher neigen sie zu der Überzeugung, etwas einzugestehen – und damit unrecht zu haben –, würde bedeuten: *Mit mir stimmt etwas nicht.* Und wenn beide in der Kindheit keine Beispiele für gute Beziehungen erlebt haben, haben sie nicht gelernt, dass man um Vergebung bitten und vergeben kann, ohne die Kontrolle zu verlieren oder in Gefahr zu geraten.

Ohne echte Reparatur geht es nicht

Wenn ein Paar eine Therapie macht, tut es das im Allgemeinen in der Hoffnung, eine Beendigung des vorhandenen Konflikts werde weitere Verletzungsgefühle verhindern. Vielleicht haben die beiden versucht, negative Gefühle zu ignorieren und Nähe wiederzufinden, indem sie darüber hinweggegangen sind, ohne etwas in Ordnung zu bringen. Dann bleiben ihre beschützenden Teile weiterhin auf der Hut, und zu der Last der in der Kindheit verbannten Teile kommt das Gewicht neuer Verletzungen hinzu. Eine ähnliche Vermeidungsstrategie ist erkennbar, wenn die beiden versucht haben, das Ganze durch ungeschickte Entschuldigungen hinter sich zu bringen. Das heißt, sie haben sich gegenseitig beschuldigt, gefühllos zu sein, sie haben versucht, ihr eigenes Verhalten zu rechtfertigen, oder sie haben unaufrichtig Selbstkritik geäußert. Solche Taktiken stammen von Teilen, die versuchen, hilfreich zu sein. Aber da Nähe nur dann wirksam wiederhergestellt werden kann, wenn der Bruch repariert wird, stellen wir das Verhalten dieser Teile mitfühlend infrage.

Das praktische Vorgehen

Weil es viele Möglichkeiten gibt, einen Bruch aufrichtig zu heilen, ergibt sich bei jedem Paar und bei jedem Konflikt eine andere Situation. Dennoch kann ich sieben Schritte anbieten, mit denen wir ein Paar durch den Prozess führen können. Wir helfen den beiden, sich geschickt zu äußern und gut zuzuhören, Empathie für den durch die Verletzung entstandenen Schmerz von Partnerin oder Partner zu empfinden und die Verantwortung für Verhaltensweisen zu übernehmen, die Schaden verursacht haben. Diese Schritte sind für jeden Grad an Verletzung geeignet, von schweren Vertrauensbrüchen wie bei einer Affäre bis hin zu alltäglichen Beziehungsproblemen. Sie zu durchlaufen, kann schnell gehen, aber auch ziemlich viel Zeit in Anspruch nehmen.

Weil ein Heilungsprozess oft bei beiden Beteiligten Scham hervorruft, brauchen dabei viele Teile unsere Aufmerksamkeit. Und weil der Prozess, der anderen Person und sich selbst zu vergeben, sich im Lauf der Zeit ereignet, sind die unten vorgestellten Schritte in der Praxis eher kreisförmig als linear. Das folgende Beispiel stammt aus meiner Arbeit mit einem Paar, das über lange Zeit bei mir war, weil es wegen einer Affäre in Turbulenzen geraten war.

Ben und Jill

»Na, wie ist es in der letzten Woche gelaufen?«, fange ich an.

»Jill hat mir erzählt, dass sie vor fünf Jahren eine Affäre hatte. Seit sie das gebeichtet hat, bin ich völlig von der Rolle!« Ben wirft die Hände in die Luft. »Ich weiß überhaupt nicht mehr, was ich fühlen oder tun soll.«

Jill streckt die Hand nach ihm aus. »Es war eine schlimme Zeit damals. Können wir jetzt darüber reden?«

Ben entzieht sich ihr. »Eine schlimme Zeit? So schlimm, wie es jetzt für mich ist?« Er springt auf und schreitet zur Tür.

»Warten Sie doch einen Moment!«, rufe ich, während Jill in Tränen ausbricht. Trotzdem verlässt er den Raum und knallt hinter sich die Tür zu. Ich hole tief Luft. *Ist schon okay!*, sage ich zu meinen erschrockenen Teilen.

Während mein Herzschlag sich beruhigt, überlege ich, ob ich mit der neben mir schluchzenden Jill anfangen soll oder mit Ben, den ich draußen am Zaun lehnen sehe.

1. SCHRITT:
Sicherheit für beide Beteiligten schaffen

Ich wende mich Jill zu, die mit bebender Brust versucht, wieder zu Atem zu kommen. Nachdem ich ihr ein Papiertaschentuch gereicht habe, sage ich nichts und beobachte sie nur.

»Ich musste es ihm einfach erzählen«, sagt sie. »Es hat mich innerlich aufgefressen. Seit wir hierher kommen, hat sich so viel zum Besseren gewendet. Da hatte ich das Gefühl, dass ich es ihm schulde.«

»**Verstehen Sie seine Reaktion denn?**«, frage ich.

»Natürlich.«

»So etwas jetzt anzusprechen, hat Mut gebraucht. **Sind Sie bereit, mit meiner Unterstützung zu hören, wie es für Ben ist, egal, wie schwer das ist?**«

»Bin ich«, sagt Jill. »Ich habe meine eigenen Verletzungen. Die waren mit der Grund, wieso ich es getan habe.«

»Mir ist schon klar, dass da mehr dahintersteckt«, sage ich. »Also, jetzt spreche ich erst mal mit Ben.«

Während ich auf Ben zugehe, fällt mir seine Körpersprache auf. Die Hände in den Hosentaschen, lehnt er an meinem Gartenzaun und blickt zu Boden. Es ist eine Haltung, die Wut, Verletzung und Demütigung ausdrückt. Aber, sagt mein beobachtender Teil, *in erster Linie Wut!*

»Wollen Sie nicht wieder reinkommen?«, frage ich.

»Ich bin stocksauer!«, ruft Ben aus. »Was könnte sie mir jetzt noch zu sagen haben? Du lieber Himmel! Ich glaube, ich muss einfach gehen.«

»Wenn Sie wirklich gehen müssen, können Sie das natürlich tun. **Niemand wird Sie zwingen hierzubleiben.**« Ich warte einen Moment, während ich Blickkontakt mit ihm halte. »Ganz ehrlich. **Aber wenn Sie doch bleiben wollen, werde ich Jill dabei helfen, sich anzuhören, wie es für Sie ist.** Genauer gesagt, werde ich Ihnen beiden helfen, das zu klären. **Es ist Ihre Entscheidung.**«

Ben entscheidet sich, wieder hereinzukommen. Er setzt sich Jill gegenüber hin und verschränkt fest die Hände. Sein Kiefer ist verkrampft. »Eigentlich weiß ich gar nicht, wieso ich hier sitze«, sagt er. »Es gibt nämlich nichts zu sagen. Ich kann es einfach nicht glauben! Dass du dir ausgerechnet so was ausgesucht hast, um mich zu bestrafen!«

»Um dich zu bestrafen?«, sagt Jill. Ihr besorgter Ausdruck löst sich in Luft auf. »Ich habe dich doch nicht bestraft, sondern mich bloß um mich selbst gekümmert. Du hast dich nur noch mit deiner Arbeit und mit Pornos beschäftigt! Da habe ich mir jemand gesucht, der wirklich Interesse an mir hatte.«

»Soll das ein Witz sein? Du vergleichst Arbeit und Pornos mit einer Affäre?«

»Leute«, sagte ich, »machen wir mal bitte langsam. In der letzten Viertelstunde ist unheimlich viel passiert. Ich will feststellen, was ich tun kann, damit Sie beide sagen können, was nötig ist, ohne sich gegenseitig plattzumachen.«

Zuerst wende ich mich an Jill. »Sie sind vor Kurzem damit herausgerückt, dass Sie vor fünf Jahren eine Affäre hatten.« Dann sehe ich Ben an. »Von Ihnen habe ich gehört, dass Sie verständlicherweise geschockt und wütend sind.« An Jill gewandt, füge ich hinzu: »Außerdem habe ich den Eindruck, dass Sie verletzt und wütend waren, als Sie beschlossen haben, sich mit jemand anderem einzulassen.«

Indem ich würdige, was die beiden sagen, übermittle ich die Botschaft: *Was Sie in diesem Moment zu sagen haben und wie Sie sich fühlen, ist wichtig. Wir können Raum für Sie beide schaffen, damit Sie sich ausdrücken können.* Um das zu tun, musste ich meine überforderten Teile bitten zurückzutreten – nicht, weil mir Affären Angst machen würden oder weil ich sie verurteile, sondern weil ich dazu neige, mich überfordert zu fühlen, wenn beschützende Teile in Hitze geraten und schnell in Aktion treten.

»Ich schlage vor«, fahre ich fort, »dass Sie sich jetzt Zeit beim Sprechen lassen und mit meiner Unterstützung dem zuhören, was gerade in Ihnen beiden abläuft. So schwer das auch sein mag, **ich werde Ihnen helfen, für Ihre Teile zu sprechen, ohne sie einzuschränken oder die entstehenden**

Gefühle wegzuschieben. Aber wenn ein Teil anfängt, mit Ihnen zu verschmelzen und anzugreifen, sage ich stopp. Okay? Wer will anfangen?«
»Besser du«, sagt Jill zu Ben.
Er sieht mich an. »Ich brauche Hilfe. Weiß nämlich nicht, ob ich was sagen kann, ohne auszurasten.«
»Danke, Ben! Es ist toll, dass Sie für diesen Teil sprechen können. Klar, ich werde Ihnen dabei helfen.«

2. SCHRITT:
Sprechen und Zuhören

Wir fangen damit an, dem Paar zu helfen, für seine Teile zu sprechen und vom Selbst aus zuzuhören (wie in Kapitel 4 erläutert). Während die eine Person entweder für ihre wütenden, rachsüchtigen Teile spricht, die verletzte Verbannte beschützen, oder für die verbannten Teile selbst, muss die andere gut unterstützt werden. Zu hören, was für eine Wirkung das eigene Verhalten hat, kann eine große Herausforderung darstellen. Unsere Aufgabe ist es daher, der zuhörenden Person (die die Übertretung begangen hat) zu versichern, dass wir da sind und beruhigend einwirken werden, wenn ihre Teile überfordert sind.

THERAPEUTISCHER TIPP

Beide Beteiligten müssen sich unbedingt in Sicherheit fühlen. Lassen Sie sich also Zeit und vergewissern Sie sich häufig, dass das noch der Fall ist.

Wenn man sich tief verletzt oder hintergangen fühlt, kann es der Intuition widersprechen, sich von den eigenen Teilen zu lösen. Viele beschützende Teile versuchen dann, die Überzeugung zu vermitteln, verschmolzen zu bleiben sei sicherer, als verletzlich zu sein. Ist die Verschmelzung mit beschämten Teilen und deren beschützenden Teilen jedoch so stark, dass man über- oder untererregt ist, kann man nicht mehr gut zuhören. Wir müssen daher präsent für beide Beteiligten bleiben und ihre Aussagen kontinuierlich würdigen, um ihnen ein Gefühl der Sicherheit zu vermitteln und ihre beschützenden Teile davon zu überzeugen, dass der Prozess das Risiko wert ist, sich zu lösen.

Dennoch können beschützende Teile die Bitte, sich zu lösen, missverstehen, weil sie meinen, wir hätten vor, schmerzhafte oder problematische Gefühle zu verbannen. Tatsächlich wollen wir jedoch Raum für alle Teile schaffen, das Gespräch aufrechtzuerhalten. Deshalb sollten wir deutlich machen, dass die Aufforderung, für die eigenen Teile zu sprechen, kein verdeckter Versuch ist, starke negative Gefühle zu dämpfen.

»Also«, sagte ich zu Ben, »denken Sie bitte erst einmal daran zu atmen. Tun Sie einen Moment nichts anderes, es hat keine Eile ... sehr gut. Lassen Sie sich Zeit. **Sagen Sie Ihrem wütenden Teil, dass Sie da sind, um für ihn zu sprechen und zu hören, was er Ihnen mitteilen will.«**

»Ich bin total wütend!«, sagt Ben und sieht Jill an. »Am liebsten würde ich auf dich einschlagen, aber das tue ich natürlich nicht. Mir ist völlig schleierhaft, wieso du mir das jetzt erzählt hast. Willst du dich etwa reinwaschen?« Er schüttelt den Kopf. »Wie demütigend! Wer weiß eigentlich sonst noch darüber Bescheid?«

»Verstehen Sie denn, dass Sie solche Gefühle haben?«, frage ich, um ihm zu helfen, sich von den betreffenden Teilen zu lösen.

»Ich glaube schon«, sagt er.

Ich wende mich an Jill. »Was passiert in Ihnen, während Sie Ben zuhören?«

»Ich fühle mich zerrissen. Einerseits weiß ich, dass es falsch war, was ich getan habe. Andererseits spüre ich so viel Wut und Scham darüber, wie es damals gelaufen ist, dass ich mich verteidigen will.«

»Das leuchtet mir ein«, sage ich. **»Würde es Ihren Teilen helfen zu wissen, dass es für diesen Prozess extrem wichtig ist, sich mit früheren Verletzungen zu beschäftigen und sie zu heilen?«**

Jill nickt zögernd.

»Moment!«, mischt Ben sich ein. »Wollen Sie sie etwa ungeschoren davonkommen lassen?«

»Sie meinen, wir würden Jills Verhalten stillschweigend billigen, wenn wir uns mit ihren Verletzungen beschäftigen?«
»Ja! Genau das meine ich.«
»Das ist eine wichtige Frage. **Dazu will ich zuerst einmal sagen, dass es nicht meine Rolle ist, irgendein Verhalten zu billigen oder zu verurteilen. In der Zeit, die wir heute noch zur Verfügung haben, möchte ich Ihnen helfen, einander zuzuhören und über Ihre Gefühle zu sprechen.** Dann werden wir sehen, was wir als Nächstes tun. **Aber nach meiner Erfahrung werden wir irgendwann bei Ihnen beiden auf Dinge von ganz früher stoßen.«**
»Tja, jedenfalls hat sie sich dazu entschieden«, sagt Ben und sieht dann Jill an. »Es war deine Entscheidung, mit deinen Problemen umzugehen, indem du dich in eine Affäre gestürzt hast! Mir kannst du daran sicher nicht die Schuld geben.«
»Das ist mir völlig klar«, sagt Jill. »Ich hasse mich, weil ich mich so verhalten habe, und ich will es wiedergutmachen, wenn ich kann.«
Ben lehnt sich zum ersten Mal zurück. »Dass du dich selbst hasst, hört sich richtig gut an. Momentan kann ich dich nämlich auch nicht ausstehen.«
Diese Sitzung hat mit der gemeinsamen Erkenntnis geendet, dass die beiden viel zu bereden und zu klären hatten. Ben machte deutlich, er empfinde keine Verpflichtung, die Beziehung aufrechtzuerhalten, während Jill zugab, dass sie sich in Grund und Boden schämte und große Angst hatte, von ihm verlassen zu werden. Ich hoffe zwar immer, dass eine Therapiesitzung einigermaßen ausgeglichen endet, indem die betroffenen Teile sich sicher fühlen und das Paar Verbundenheit spürt, aber natürlich kann auch das Gegenteil eintreten. Wenn ein Paar meine Praxis verlässt, ist es manchmal mit hoffnungslosen, wütenden oder rachgierigen Teilen verschmolzen.

3. SCHRITT:
Sich selbst erforschen und vergeben

Eine echte Heilung erfordert, dass die Person, die die Übertretung begangen hat, eine Kehrwende vollzieht, um herauszubekommen, was sie zu ihrem Verhalten veranlasst hat. Sobald die verletzten Teile also zu Wort gekommen sind, unterstützen wir diese Person daher dabei, ihre für die Übertretung verantwortlichen Teile zu verstehen und ihnen zu vergeben, bevor sie versucht, ihr Gegenüber um Vergebung zu bitten. Der entscheidende Vorgang, sich selbst zu vergeben, bedeutet nicht, das eigene schlechte Verhalten gutzuheißen. Vielmehr will man dabei verstehen, weshalb ein beschützender Teil das Bedürfnis zu handeln verspürt hat, man erkennt dessen altruistische Motivation an, und man bietet ihm an, eine neue Rolle im inneren System zu wählen. Das fällt leichter, wenn man sich bereits klargemacht hat, dass es Teile in uns gibt (ein Teil ist nicht das Ganze) und dass sie uns helfen wollen. Dann kann man sagen: *Der Teil von mir, der sich schlecht verhalten hat, war fehlgeleitet. Ich kann ihm helfen, und ich selbst bin nicht schlecht.*

Damit eine vollständige Vergebung zustande kommt, müssen wir jene unserer Teile, die Schaden anrichten können, akzeptieren und lieben, vor allem wenn sie unablässig andere Teile von uns und andere Menschen kritisieren. Das kann für alle Beteiligten natürlich eine Herausforderung darstellen. Oft ist die verletzte Person wütend, während die andere in die Defensive geht und sich schämt. Auch wir in der therapeutischen Rolle können von allerhand starken Gefühlen ergriffen werden. Sich mit verletzenden und beschämenden Teilen zu beschäftigen, kann dysregulierend wirken, weil solche Teile im inneren System eine besonders zerstörerische und ungeliebte Stellung einnehmen. Daher brauchen sie ebenso viel Verbindung zum Selbst wie unsere Verbannten.

Zu den nächsten vier Sitzungen kam Jill alleine. Ben war zu einem Freund gezogen und wusste nicht recht, ob er wieder zur Therapie kommen sollte. Ich rief ihn an, um ihm zu versichern, er sei jederzeit willkommen, wenn er sich dazu in der Lage fühle. Außerdem verwies ich ihn auf die Möglichkeit zur Einzeltherapie bei jemand anders. Inzwischen setzten Jill und ich die gemeinsame Arbeit fort. Wir beobachteten Jills Polarisierungen und erforschten den Teil, der sich entschieden hatte, auf die von ihr wahrgenommene Erstarrung ihrer Beziehung zu Ben mit einer Affäre zu reagieren.

»Ich kann Wut und Beschämung einfach nicht voneinander trennen«, sagt sie während einer Sitzung. »Sobald ich mich schlecht wegen meines Verhaltens fühle, werde ich wütend. Dann bin ich mir nicht sicher, wen ich weniger ausstehen kann, mich oder Ben. Es ist, als müsste ich jemanden finden, dem ich die Schuld geben kann.«

»Sollen wir diesem Teil mal zuhören?«, frage ich.

Als Jill nach innen geht, erfährt sie nicht nur etwas von dem sie beschämenden Teil, sondern auch von Teilen, die sich unzulänglich und nutzlos fühlen. Sich in ihrer Beziehung zu Ben unzulänglich (und damit beschämt) zu fühlen, vor allem in Bezug auf Sex, führt sie zu Erfahrungen als Jugendliche zurück, als sie von Jungen wegen ihres Gewichts lächerlich gemacht und gedemütigt wurde. Es stellt sich heraus, dass Jill eine lange Vorgeschichte hatte, sich hässlich und dumm zu fühlen. Jetzt rechtfertigt sie das Verhalten der beschützenden Teile, die sie beschämen, zwar nicht, begreift deren Impuls jedoch als Versuch, sich um eine Verbannte zu kümmern, die sich wertlos vorkommt.

»Wie traurig!«, sagt sie. »Dieses dicke Mädchen wollte erlöst werden. Vielleicht habe ich tatsächlich versucht, Ben zu bestrafen, um mich besser zu fühlen. Schließlich habe ich freudlosen Sex auch früher schon gehabt, um zu beweisen, dass ich etwas wert war.«

»Welche Empfindung bringen Sie dem traurigen Mädchen und den sie beschützenden Teilen denn jetzt entgegen?«, frage ich.

»Zärtlichkeit«, sagt Jill.

4. SCHRITT:
Aufrichtig um Vergebung bitten

Am wirksamsten um Vergebung bitten kann man, wenn man Empathie und echte Reue empfindet. Das geschieht von selbst, wenn der Schmerz der anderen Person begreifbar ist. Dringlichkeit, vor allem der Drang, es hinter sich zu bringen, ist hingegen kontraproduktiv, und ein Geständnis ist schlicht etwas anderes. Wenn man etwas gesteht, gibt man ein Fehlverhalten zu; bittet man hingegen um Vergebung, drückt man Reue aus (Abrahms Spring 2004). Der erste Schritt in unserem Modell besteht daher darin, dass die Person, von der die Übertretung begangen wurde, Empathie empfindet und begreift, welche Wirkung ihr Verhalten hatte. In der therapeutischen Rolle ist es zuerst unsere Aufgabe, die Selbst-Energie von beiden Beteiligen zu aktivieren, indem diese sich von Teilen lösen, die an Vorstellungen von richtig und falsch haften und daher verurteilend reagieren. Anschließend helfen wir der Person, die die Übertretung begangen hat, zu verstehen, welche Wirkung sie auf die verletzlichen Teile von Partnerin oder Partner hatte. Das ist wesentlich leichter, wenn das Paar begriffen hat, dass es nicht um Dinge wie Selbstwertgefühl geht. Wenn die für die Übertretung verantwortliche Person davor geschützt ist, dass ihr Selbstwertgefühl innerlich oder von außen infrage gestellt wird, ist sie wesentlich besser in der Lage, die Verantwortung für ihr Handeln zu übernehmen.

Außerdem unterstützen wir sie dabei, sich zu überlegen, was ihr Gegenüber hören muss. Manchen Leuten reicht es, wenn sie hören: *Es tut mir leid; andere brauchen Sätze wie Ich verstehe, dass du dich so fühlst, nachdem ich so etwas getan (oder gesagt) habe; Ich wünschte, ich hätte mich anders verhalten; Ich werde daran arbeiten, mein Verhalten zu ändern.* Solange die verletzte Person sich verstanden fühlt und glaubt, dass es der Partnerin oder dem Partner wirklich leidtut, sie verletzt zu haben, ist der Heilungsprozess von Bedeutung.

THERAPEUTISCHE TIPPS

Achten Sie auf Ihre eigenen Teile.

Therapeutenteile, die eine der beteiligten Personen verurteilen oder beschämen, blockieren die Selbst-Energie und rufen beschützende Teile auf den Plan.

Wenn die für die Übertretung verantwortliche Person sich zwar bemüht, es aber nicht schafft, Verantwortung zu übernehmen oder aufrichtig um Vergebung zu bitten, ist es nötig zu erforschen, wie ihre beschützenden Teile zu diesem Vorgang stehen. Für die verletzte Person ist eine solche Unfähigkeit zwar quälend und schmerzhaft, aber sie bietet die Gelegenheit, sich mit Erfahrungen und Überzeugungen zu beschäftigen, die damit zu tun haben, Verantwortung zu übernehmen und einen Heilungsprozess in die Wege zu leiten. Ohne diese beiden Dinge ist ohnehin kein wirklicher Fortschritt möglich. Dass die für die Übertretung verantwortliche Person feststeckt, interpretieren wir daher als wichtigen Wegweiser und als Chance. Für Jill ist das kein Problem, da sie Ben gut zugehört hat und in der Lage ist, ihn mit einem Gefühl der Reue aufrichtig um Vergebung zu bitten.

»Ich bin bereit, dir zuzuhören«, sagt Jill zu Ben. »Seit wir vor beinahe einem Monat hier rausgegangen sind, hast du nicht mehr mit mir gesprochen.«

»Ich freue mich, dass Sie Ben dazu auffordern«, sage ich zu Jill, weil ich weiß, dass sie von Ben an diesem Punkt wohl keinen Dank erwarten kann. »Ben, sind Sie bereit, Jill zu erzählen, welche Wirkung ihre Affäre auf Sie hat?«

Dann erinnere ich beide an die Grundregeln, also daran, dass sie für ihre Teile sprechen und vom Selbst aus zuhören sollen (siehe Kapitel 4). Und ich versichere ihnen noch einmal, dass ich da bin und die Situation entschärfen kann, wenn es nötig ist.

»Was soll ich sagen?«, fängt Ben an. »Schließlich ist das in etwa das Schlimmste, was du mir antun konntest.«

Nachdem Jill einen Monat lang mit mir gearbeitet und dabei die Gefühle ihrer verletzten Teile kennengelernt hat, ist sie jetzt in der Lage, nicht mit ihnen zu verschmelzen und echte Reue auszudrücken. Sie bittet Ben daher weniger im Sinne einer oberflächlichen Beichte um Vergebung, sondern mit aufrichtigem Bedauern.

»Ich weiß, dass ich dir wehgetan habe«, sagt sie. »Und ich weiß auch, dass du immer noch verletzt und wütend sein wirst, nachdem ich dich um Vergebung gebeten habe. Aber ich will diese Sache wirklich in Ordnung bringen. Damals war ich feige. Ich habe dir nicht erzählt, was ich empfunden habe, und ich habe dir auch keine Chance gegeben. Außerdem war ich damals wütend, und da habe ich mich in eine Affäre gestürzt, statt mit dir zu sprechen. Jetzt sollst du wissen, dass ich mich total elend fühle, weil ich dich so behandelt habe.«

»Ich glaube dir, dass du es ehrlich meinst«, sagt Ben leise. »Trotzdem fühle ich mich gedemütigt. Ich kann dir nicht vertrauen.«

»Sag mir, was du von mir brauchst, damit alles wieder in Ordnung kommt«, sagt Jill.

»Wenn es darum geht, um Vergebung zu bitten und zu vergeben, ist es nicht mit einem Mal getan«, greife ich ein, weil ich vermute, dass Ben noch nicht bereit ist, auf die Aufforderung einzugehen. »Ben, ich habe den Eindruck, dass einige von Ihren Teilen Jill nicht vertrauen. **Ich dränge niemand zu vergeben, bevor die Bereitschaft dazu besteht – falls es überhaupt dazu kommt.** Aber vielleicht ist es im Moment nicht das Hauptproblem, ob Sie Jill vertrauen oder nicht. Darf ich fragen, ob Sie sich selbst vertrauen?«

»Was meinen Sie damit?«

»Was hören Sie sich denn gerade über sich sagen?«

»Wie konnte ich nur so dämlich sein!«

»Sie haben einen Teil, der glaubt, Sie wären dämlich und hätten sich damals hintergehen lassen?«

»Genau.«

»Weil Sie mit einem allzu vertrauensseligen Teil verschmolzen waren?«

»Ja.«

»Können wir diesen Teilen vielleicht helfen, Ben?«

Er schüttelt den Kopf. »Die Teile sagen Nein. Es sollte jetzt nämlich nicht um mich gehen. Jill ist diejenige, die einen Fehler gemacht hat.«

»Sie haben also weitere Gefühle, und Sie brauchen noch mehr von Jill?«

Er nickt.

»Ich verstehe. Und irgendwann, wenn Ihre Teile dazu bereit sind, werden wir uns bestimmt damit beschäftigen, was gerade in Ihnen vor sich geht.«

5. SCHRITT: *Eine Absicht setzen*

Bei diesem Schritt helfen wir der für die Übertretung verantwortlichen Person, die aufrichtig um Vergebung bitten will, eine Absicht zu setzen. Es geht dabei darum, den Teil in ihr, der die Verletzung verursacht hat, wahrzunehmen, zu verstehen und zu heilen, damit das Verhalten sich nicht wiederholt (Schwartz 2019). Währenddessen unterstützen wir die verletzte Person dabei, ihrem Gegenüber keine *Vorwürfe* mehr zu machen, sondern es zu bitten, *Verantwortung zu übernehmen*. Weil das die verletzte Person stärkt und ihr Gegenüber gewissermaßen entschämt, öffnet es die Tür zur Heilung.

»Jill«, frage ich, »ist Ihnen bewusst, weshalb Sie diese Affäre hatten?«

»Ja, das ist es.« Sie sieht Ben an. »Es war ein verfehlter Versuch, mich um einige Teile in mir zu kümmern, die schon vor langer Zeit und dann wieder in unserer Beziehung verletzt worden waren. Ich werde weiter daran arbeiten, weil so ein Verhalten mein Problem nicht gelöst hat und weil ich dich nie wieder absichtlich verletzen will.«

6. SCHRITT: *Vergebung*

Vergebung erfordert von beiden Beteiligten Mitgefühl und Verständnis, und je nach den Umständen ist es schwierig oder leicht, sie zu erreichen. Wir leiten diesen Schritt ein, in dem wir der verletzten Person helfen, jene ihrer Teile zu würdigen, die verwundet, traurig oder angstvoll sind. Diese Teile dürfen nicht ignoriert oder übergangen werden. Zugleich achten wir auf alle Teile, die es als ihre Aufgabe sehen, sich als Opfer zu fühlen und der für die Übertretung verantwortlichen Person Vorwürfe zu machen – diese Teile brauchen Hilfe, um sich lösen zu können.

Sollte die verletzte Person sich weigern zuzuhören, wenn ihr Gegenüber um Vergebung bittet, unterliegt sie meiner Erfahrung nach folgenden irrigen Vorstellungen (einigen oder allen): Die Weigerung, der Bitte um Vergebung nachzukommen, werde sie vor weiteren Verletzungen schützen;

Vergebung sei gleichbedeutend mit Billigung; Vergebung sei eine Form von Einverständnis. Anstelle dieser Schutzhaltung wollen wir beiden Beteiligten ein Verständnis dafür vermitteln, dass man eine Übertretung verurteilen und der Person, die sie begangen hat, trotzdem vergeben kann. Verstanden werden soll auch, dass Vergebung und Selbstbehauptung sich nicht ausschließen, sollte das betreffende Verhalten erneut auftreten. Die Alternative dazu wäre, mit den beschützenden Teilen verschmolzen zu bleiben. Das aber verhindert jede Heilung und jede neue Verbundenheit, weshalb es den Zielen des Paares in der Therapie zuwiderläuft.

In IFIO ermöglicht das Mitgefühl des Selbst uns, wütende und angstvolle Teile zu akzeptieren, zu lieben und zu umsorgen. Wir können für uns selbst sorgen, ohne die Verbindung zu anderen zu verlieren. Die meisten von uns haben irgendwann Verletzungen erlitten, die uns unverzeihbar vorgekommen sind. Wenn wir uns in solchen Fällen weigern zu vergeben, meinen unsere beschützenden Teile oft, wir hätten damit Stärke demonstriert, wodurch wir uns vorübergehend machtvoll fühlen. Leider befinden diese Teile sich im Irrtum. Etwas nicht zu akzeptieren, fesselt uns nur an die Person, die den Übertritt begangen hat, und zementiert die Fixierung unserer beschützenden Teile auf die Gefahr, erneut verletzt zu werden (Abrahms Spring 2004). Außerdem sorgt es dafür, dass das Problem (die Gefühle des verbannten Teils) ungelöst bleibt. Zu vergeben, wenn wir uns verletzt fühlen, ist daher in Wirklichkeit ein mutiger und weiser Akt des Mitgefühls für uns selbst.

»Ich bin nicht bereit, dir zu vergeben«, sagt Ben, womit er die Aussage wiederholt, mit der er angefangen hat. »Das verdienst du einfach nicht. Ich kann dich doch nicht ungeschoren davonkommen lassen. Wahrscheinlich schaffe ich das nie.«

Inzwischen haben wir viele Sitzungen damit verbracht, Bens Gefühl der Verletzung genauer zu betrachten, während Jill seine Fragen beantwortet und Verantwortung für ihr Handeln übernommen hat. Daher beschließe ich, dass es jetzt an der Zeit ist, Ben bei der Erforschung dessen zu unterstützen, was Vergebung für ihn bedeutet.

»Ich höre Sie sagen, dass Sie Jill nicht ungeschoren davonkommen lassen wollen. Können Sie mir sagen, was Sie damit meinen?«, frage ich.

»Jill soll nie meinen, dass es okay ist, was sie getan hat«, antwortet er.

»Wenn Sie Jill also vergeben würden, würden Sie Ihrer Meinung nach also sagen, dass ihr Handeln okay war, ja?«

»Genau.«

»Ich werde Sie bestimmt nicht unter Druck setzen, Jill zu vergeben, das liegt ganz bei Ihnen. Aber mir fällt auf, wie Sie zum Thema Vergebung stehen. Wo haben Sie gelernt, so darüber zu denken?«

Ben schweigt einen Augenblick.

»Womöglich wirst du mir nie vergeben«, schaltet Jill sich ein, »aber ich weiß nicht, was ich sonst noch tun könnte. Wenn du mir nicht wieder vertrauen und mir vergeben kannst, ist mir nicht klar, ob unsere Beziehung Bestand haben kann.«

»Wer spricht da?«, frage ich sie.

»Ich selbst«, sagt sie. »Ich will diese Sache in Ordnung bringen und dafür sorgen, dass unsere Beziehung, die vorher nicht gut war, besser wird. Die Chance dazu haben wir.«

»Ich habe Angst«, sagt Ben.

»Danke, Ben«, sage ich. »Können Sie mehr dazu sagen?«

»Ich will so etwas nicht noch einmal durchmachen.«

»Was durchmachen?«

»Es hört sich nicht gerade logisch an, das ist mir schon klar. Aber ich habe einen Teil, der Angst hat, dass Jill wieder eine Affäre haben könnte.« Während er das sagt, sieht er mich an statt Jill.

»Okay. Können wir diesem Teil einen Moment zuhören?«

»Ich glaube, das ist es. Der Teil will verhindern, dass ich noch einmal betrogen werde. Er beschützt mein Herz.«

»Ihr Herz zu beschützen, ist eine wichtige Aufgabe«, sage ich. **»Können Sie ihn bitten, ein kleines Stück zurückzutreten? Er soll nicht weggehen, sondern nur ein paar Minuten ein winziges bisschen locker lassen.«**

Ben schließt die Augen und atmet durch. »Ich will wütend bleiben. Das ist besser, als sich erniedrigt zu fühlen.«

»Sie haben einen Teil, der sich erniedrigt fühlt«, sage ich.

»Das stimmt«, sagt Ben.

»Was ist, wenn wir dem helfen könnten?«

»Inwiefern?«, fragt Ben und öffnet die Augen.
»In den vergangenen Monaten haben wir uns schon ein bisschen mit diesem Teil beschäftigt. Er hört sich ganz so an, als ob er immer noch große Furcht davor hat, verletzt und beschämt zu werden.«
»Das dürfte stimmen«, sagt Ben.
»Gut«, sage ich, »für heute sind wir jetzt bald am Ende angekommen, also wollen wir uns für nächste Woche vornehmen, dem Teil zu helfen, der sich erniedrigt fühlt. Manches von seiner Geschichte kennen wir bereits, aber ich vermute, da steckt noch mehr dahinter.« Ich mache eine kleine Pause. »Bevor Sie gehen, möchte ich Sie beide bitten, **in Verbindung mit Ihren verletzten Teilen zu bleiben. Es ist unser Ziel, dass diese Teile Vertrauen zu dem haben, was hier draußen passiert, und dass sie sich wohl in Ihnen fühlen.«**
»Schön und gut«, sagt Ben, »aber ich kann mir nicht vorstellen, dass ich nicht stark reagieren würde, wenn Jill mich noch mal betrügen sollte.«
»Also, ich habe nicht vor, irgendwelche weiteren Affären zu haben«, kommentiert Jill. »Aber ich werde dich bestimmt manchmal verletzen. Und du wirst mich ebenfalls verletzen.«
»Wenn du wieder eine Affäre hast, bin ich weg«, sagt Ben.
»Das würde ich auch erwarten.«
»Ben«, sage ich, »können wir Ihre beschützenden Teile bitten, sich ein bisschen zu entspannen, damit Sie hören können, was Jill zu sagen versucht?«
Ben holt tief Luft, dann wendet er sich minimal Jill zu und sagt: »In Ordnung.«
»Du sollst einfach glauben, dass es mir leidtut und dass ich es bereue, dich verletzt zu haben«, sagt Jill mit Tränen in den Augen. »Ich bitte dich, mir zu vergeben.«
Zum ersten Mal in diesem Gespräch sieht Ben sie an. »Ich brauche Zeit«, sagt er. Der Zorn ist aus seiner Stimme gewichen. »Aber ich weiß, dass du es ernst meinst.«
Wenn es der verletzten Person schwerfällt, die Bitte um Vergebung zu akzeptieren, oder wenn sie das sogar entschieden ablehnt, können wir sie fragen, ob sie bereit ist, die geäußerte Reue wenigstens ein bisschen anzunehmen und anzuerkennen, dass sie aufrichtig ist. Dazu kann auch

der Hinweis beitragen, dass die für die Übertretung verantwortliche Person etwas Neues zu tun versucht, was ihr Angst macht. Jedenfalls braucht die verletzte Person unter Umständen viel Zeit, ihre Gefühle zu erforschen, bevor sie bereit ist zu vergeben. Vergebung ist ein Prozess, der sich über einen längeren Zeitraum hinweg ereignet, und die Bitte um Vergebung ist ein Schritt in die richtige Richtung, auch wenn er nicht notwendig zum Ziel führt.

7. SCHRITT:
Gemeinsame Verantwortung

Konflikt ist niemals einseitig, was auch für den entstandenen Schaden gilt. Irgendwann wird auch die verletzte Person ihre Rolle im Konfliktmuster untersuchen und anerkennen müssen. Das ist ein heikler Schritt, der oft Geduld vonseiten der für die Übertretung verantwortlichen Person und von uns in der therapeutischen Rolle erfordert. Wenn es um enttäuschtes Vertrauen geht, ist die verletzte Person nach meiner Beobachtung oft auf so vielen Ebenen erschüttert, dass ihre beschützenden Teile sich weigern, beiseite zu treten und zuzulassen, dass eine gemeinsame Verantwortung übernommen wird. Die Bereitschaft dazu kann allerdings größer sein, wenn die andere Person auf authentische, von Herzen kommende Weise um Vergebung bittet und ihr Verhalten ändert.

Im Lauf der Zeit wollen wir dem Paar ein Verständnis dafür vermitteln, dass jede Beziehung eine gemeinschaftliche Unternehmung ist und dass es eine solide Grundlage für einen Neuanfang darstellt, wenn gemeinsam die Verantwortung für das Geschehene übernommen wird. Während Ben und Jill weiter zu mir kamen, haben sie einander bei der inneren Arbeit beobachtet; sie haben mit größerem Geschick zugehört, gesprochen und ihre jeweiligen Bedürfnisse in der Beziehung erforscht. Außerdem ging es um Kindheitsprobleme, die mit Vertrauensbrüchen, der Angst vor Verlassenwerden und dem Gefühl der Beschämung zu tun hatten. Und in beiden wurde ein Interesse dafür geweckt, wie Verletzung und Entfremdung in ihrer Ehe zu ihrem jeweils extremen Verhalten geführt hatten. Schließlich hat Ben zugegeben, dass er Arbeit und Pornographie als Rückzugsstrategie benutzt hatte, wenngleich er zögerte, den Begriff *Affäre* zu verwenden. Jedenfalls hat dieses tapfere Paar sich entschieden, zusammenzubleiben und die Folgen von Jills Affäre als Anlass zu nehmen, die Beziehung entscheidend umzugestalten.

Zusammenfassung

In engen Beziehungen sind Konflikte völlig normal, aber viele Erwachsene hatten keine Vorbilder aus der Kindheit, die fähig waren, auf authentische Weise um Vergebung zu bitten. Daher wissen sie nicht, was man braucht, um ein Missverständnis zu beseitigen oder gar mit einem schweren Treuebruch umzugehen. Nach meiner Beobachtung ist eine Heilung deshalb für beide Beteiligten so schwer, weil sie Angst davor haben, wieder gedemütigt zu werden und zu leiden. Wenn ein Paar die Selbst-Energie aufbringt, diese Angst zu ertragen, kann der Prozess in Gang kommen, um Vergebung zu bitten, zu vergeben und gemeinsam die Verantwortung zu übernehmen. Diesen Prozess aber werden beide selbst dann als lehrreich empfinden, wenn sie sich anschließend bewusst zur Trennung entschließen.

Die sieben Schritte, die hier kurz umrissen wurden, können sowohl bei einem schweren Vertrauensbrauch wie auch bei kleinen Konflikten eingesetzt werden. Dabei kann es wenige Momente, mehrere Monate oder gar Jahre dauern, bis der Zyklus aus Konflikt und Entfremdung durch eine Verbindung von Herz zu Herz beendet wird. In jedem Fall stellt Vergebung, beginnend mit Selbstvergebung, den Endpunkt eines Prozesses dar, der den beschämten und beschämenden Teilen jene Verbindung zu Selbst verschafft, nach der sie sich sehnen. Das wiederum ermöglicht es dem Individuum, volle Verantwortung für sein Verhalten zu übernehmen.

SIEBEN SCHRITTE ZU EINER ECHTEN HEILUNG

1. Schritt: Sicherheit für beide Beteiligten schaffen

- Verzichten Sie auf jede Bewertung und senden Sie die Botschaft:
  - *Ich kann Ihnen helfen und sowohl Ihnen als auch all Ihren Gefühlen* (Ärger, Wut, Verletztsein, Vertrauensbruch, Angst, Beschämung usw.) *Raum bieten.*

2. Schritt: Sprechen und Zuhören

- Helfen Sie beiden Beteiligten, sich von ihren Teilen zu lösen, damit sie für ihre Teile sprechen und vom Selbst aus zuhören können.
- Beschützen Sie beide davor, zu beschämen und sich beschämt zu fühlen, indem Sie gute Formen des Sprechens und Zuhörens einführen (siehe Kapitel 4):
  - *Können Sie authentisch sprechen, ohne Schaden zu verursachen? Können Sie zuhören, ohne in Beschämung oder eine Abwehrhaltung zu verfallen?*

3. Schritt: Sich selbst erforschen und vergeben

- Unterstützen Sie die für die Verletzung verantwortliche Person dabei, gefahrlos eine Kehrtwende zu vollziehen und jene Teile zu erforschen, die Schaden verursacht haben.
- Senden Sie die Botschaft:
  - *Das hat ein fehlgeleiteter Teil von Ihnen getan, und obwohl sein Verhalten schlecht war, sind Sie selbst nicht schlecht. Wir können diesen Teil kennenlernen, ihn verstehen und ihm helfen.*
  - *Es ist möglich für Sie, volle Verantwortung für Ihr Handeln zu übernehmen und sich außerdem vollständig zu vergeben.*

4. Schritt: Aufrichtig um Vergebung bitten

- Unterstützen Sie die für die Übertretung verantwortliche Person dabei, die Wirkung ihres Verhaltens zu begreifen, Empathie und Reue zu empfinden und auszudrücken.
- Eine mit Beschämung vermischte Bitte um Vergebung klingt unaufrichtig und wird eher zurückgewiesen werden.
- Helfen Sie der um Vergebung bittenden Person dabei, weiter daran zu arbeiten, sich selbst zu vergeben und ihre beschämten Teile zu heilen (siehe Kapitel 9).
- Die für die Übertretung verantwortliche Person hat mehr Zugang zu Empathie, wenn sie die verletzende Wirkung ihres Verhaltens wahrnehmen kann.
- Es ist von entscheidender Bedeutung, sich von beschämten und defensiven Teilen zu lösen:
  - *Was muss Ihre Partnerin/Ihr Partner hören, um sich verstanden zu fühlen und Ihre Bitte um Vergebung anzunehmen?*

5. Schritt: Eine Absicht setzen

- Unterstützen Sie die für die Übertretung verantwortliche Person dabei, ihrem Gegenüber zu vermitteln, dass es einen Plan gibt, sich mit dem verantwortlichen Teil zu beschäftigen und das entsprechende Verhaltensmuster zu beenden:
  - *Sind Sie daran interessiert, den Teil kennenzulernen, der so etwas tut?*

6. Schritt: Vergebung

- Niemand sollte dazu gedrängt oder unter Druck gesetzt werden zu vergeben.
- Vergebung bedeutet nicht, die andere Person aus der Verantwortung zu nehmen; es ist die Entscheidung, Ärger, Wut und Verbitterung loszulassen.

- Vergebung kann heilend wirken und erfordert Mitgefühl für sich selbst und das Gegenüber.
- Vergebung kann für ein Individuum viele Bedeutungen haben, zum Beispiel
  - *Ich fühle mich stärker und geschützter, wenn ich mein Herz verschlossen lasse.*
- Unterstützen Sie die Erforschung von Teilen, die Überzeugungen hinsichtlich Vergebung haben. Bieten Sie eine Möglichkeit an:
  - *Zu vergeben bedeutet, mit einem offenen Herzen zu leben. Das heißt nicht, dass Sie das Verhalten Ihrer Partnerin/Ihres Partners billigen würden.*
- Falls die Überzeugung auftaucht, man werde nie fähig sein zu vergeben, kann es nützlich sein, das zu erforschen.
- Falls die verletzte Person sich weigert zu vergeben, kann die für die Übertretung verantwortliche Person den Eindruck haben, sie würde ständig um Gnade betteln. Unterstützten Sie sie dann dabei, eine Kehrtwende zu vollziehen und sich mental zu stärken.

7. Schritt: Gemeinsame Verantwortung

- Die Vorstellung, dass beim Konflikt eines Paares beide Beteiligten die Verantwortung tragen, kann für die verletzte Person schwierig sein. Lassen Sie sich daher bei diesem Schritt Zeit. Wenn die anderen Schritte des Prozesses erfolgreich waren, wird dieser sich eventuell ganz natürlich entwickeln.
- Extremes Verhalten kann seinen Ursprung in der persönlichen Geschichte haben.

Unser langfristiges Ziel ist es, dem Paar ein Verständnis dafür zu vermitteln, dass es seine Beziehung gemeinsam erschaffen hat und sie daher mit einem stärkeren Fundament neu erschaffen kann.

Schlussbemerkung

Die Paartherapie im Sinne von IFIO beruht darauf, dass wir uns in der therapeutischen Rolle von unseren Teilen lösen und von Selbst-Energie erfüllt sind, damit wir unsere Teile zugleich fest und behutsam halten können, während wir die Teile des Paares dabei unterstützen, sich ebenfalls zu lösen und etwas Neues zu erfahren: gleichermaßen getrennt und verbunden zu sein, anders und doch akzeptabel, unterstützend und selbstständig, einzeln und gemeinsam. Unsere Methode schreibt keinen einheitlichen Weg und keinen bestimmten Zeitrahmen vor, aber wir schlagen vor, bestimmte Werkzeuge bereitzuhalten: Verfolgung (Tracking) des Beziehungskreislaufs, innerlich wie äußerlich; für (statt als) die eigenen Teile sprechen und vom Selbst aus zuhören; die intensive intrapersonelle Arbeit als Teil der Paartherapie sehen; Gegenübertragung wahrnehmen und sich vor allem von den eigenen Teilen zu lösen. Das gilt für alle Beteiligten. Präsent zu sein und sich selbst zu akzeptieren bedeutet, innerlich und äußerlich zugänglich und aufgeschlossen zu sein. Mit dieser Haltung können wir Paaren helfen, auf dieselbe Weise mit sich selbst und miteinander umzugehen.

ANHANG 1

Sich von Teilen lösen

In IFS und IFIO sprechen wir von einer Verschmelzung, wenn irgendwelche Teile unser Bewusstsein übernehmen. An und für sich ist das weder gut noch schlecht; es ist die natürliche Beziehung des Selbst zu den Teilen. Wenn wir jedoch Schwierigkeiten im Leben haben, können sich bei bestimmten Teilen extreme Gefühle oder Überzeugungen entwickeln. Dann übernehmen sie die Kontrolle über unser Inneres, überfluten das innere System, blockieren das Selbst, verhindern jede Klarheit und überwältigen uns emotional. Besonders bei Beschämung werden oft extreme beschützende Teile ausgelöst, die reflexartig mit uns verschmelzen und sich festklammern. Um uns von ihnen zu lösen, brauchen wir viel Übung.

Um zu verstehen, was mit Verschmelzen und Lösen gemeint ist, greifen Sie am besten auf Ihre Erfahrung zurück: Fühlen, spüren und beobachten Sie dieses Phänomen in sich selbst. Wenn Sie sich Ihren Teilen zuwenden und sie wahrnehmen (womit Sie sich von ihnen lösen), gewinnt Ihr bewusstes Gewahrsein (Ihr Selbst) oft an Weite und Raum. In diesem Raum kann das Selbst gemeinsam mit den Teilen sein, aber diese können ihn auch überfluten und in Besitz nehmen, entweder sanft oder mit Gewalt. Sobald diese Flut sich zurückzieht, kehren auch Präsenz und Weite des Selbst zurück, falls nicht ein anderer Teil mit Ihnen verschmilzt und die Kontrolle übernimmt. Eine Verschmelzung ist kein

Problem an sich. Um gekonnt auf unsere Umgebung zu regieren, müssen unsere Teile flexibel und im Fluss sein, damit sie ihre Stärken einbringen und die innere Ressource des Selbst unterstützen können. Aber wenn extreme Teile die Führung übernehmen und das Selbst blockieren, wird es häufig problematisch.

Sobald wir eine fürsorgliche, nicht wertende Beziehung des Selbst zu den Teilen aufgebaut haben, wirkt diese heilsam, wodurch unsere Teile sich nicht mehr davor fürchten, sich zu lösen. Der Haken an der Sache ist, dass wir skeptische beschützende Teile erst einmal überzeugen müssen, so etwas zu versuchen. Das tun wir mit Geduld, indem wir sie bitten, sich zu differenzieren (wobei wir Ausdrücke wie *entspannen* oder *sich trennen* verwenden), damit sie ein Gefühl dafür bekommen, mit dem Selbst verbunden zu sein. Unser Ziel ist es, dass belastete Teile, deren Verschmelzung zu einem Problem geworden ist, eine starke, bleibende, heilende Bindung zum Selbst bilden, sich entlasten und ihre speziellen Ressourcen so in die innere Gemeinschaft einbringen, dass sie dort willkommen sind.

ANHANG 2

Entlastung

Der Begriff *Entlastung* bezeichnet einen oft, aber nicht immer mit einem Ritual verbundenen Prozess, bei dem ein sicher mit dem Selbst verbundener Teil extreme Überzeugungen und Gefühle loslässt, die durch schwierige oder traumatische Erfahrungen in der Vergangenheit entstanden sind. Ist die Entlastung erfolgreich, so schafft sie Raum für wahre Selbstliebe und echtes Mitgefühl (Schwartz 2018).

Für Therapeutinnen und Therapeuten, die sich mit IFS gerade erst vertraut machen, stellt die Vorstellung einer dramatischen Gefühls- und Verhaltensänderung, nachdem ein Teil seine pathogenen Überzeugungen losgelassen hat, oft eine Herausforderung dar. Sie machen sich Sorgen, ein unangemessener Optimismus könnte Klientin oder Klient in die Irre führen und enttäuschen. Unserer Ansicht nach ist jede dramatische Veränderung bei der Entlastung eines Teils jedoch das Ergebnis eines schrittweisen Veränderungsprozesses, der im Lauf der Therapie stattgefunden hat. So wie eine Hochzeit den neuen Status quo nach einer Zeit des Kennenlernens feiert, drückt auch das Entlastungsritual den neuen Zustand aus, nachdem es dem Selbst gelungen ist, beschützende Teile für sich zu gewinnen und sich mit verbannten Teilen zu verbinden. Natürlich brauchen nicht alle Teile eine Zeremonie; manche entlasten sich sofort, wenn sie eine Verbindung von Selbst zu Selbst erleben. Wenn das in der Paartherapie eintritt, sprechen wir von einer *Beziehungsentlastung*.

Unabhängig davon, ob ein Ritual stattfindet oder nicht, stellt die Fähigkeit, widerlegte Überzeugungen und überholte emotionale Reaktionen loszulassen, einen Meilenstein in der Entwicklung dar, den wir ins Gedächtnis des Paares einprägen und auf jede nur mögliche Weise verstärken wollen.

GLOSSAR

In IFS wird zwar angenommen, dass unsere Teile autonom sind und dass ihr Verhalten motiviert ist, aber es besteht keine empirische Ansicht über das Wesen und die Ursprünge dieser psychischen Vielfalt. Ebenso wenig gibt es einen Konsens darüber, was ein Teil genau ist. Daher stellt das IFS-Modell von unabhängig motivierten Teilen momentan eine Einladung von Richard Schwartz und allen anderen IFS-Therapeutinnen und -Therapeuten dar, so zu handeln, als wäre diese Frage entschieden, weil es therapeutisch wirksam ist.

Selbst: Die angeborene Instanz in uns allen, die dem inneren System Gleichgewicht, Heilung, Mitgefühl und andere nicht wertende, transformative Eigenschaften entgegenbringt. Auch wenn unsere Teile mit dem Selbst verschmelzen können (wobei sie es überwältigen und verdecken), bleibt das Selbst dennoch weiterhin existent und wird zugänglich, sobald die Teile sich von ihm lösen.

Eigenschaften des Selbst

1. Neugier (Interesse)
2. Fürsorglichkeit
3. Kreativität
4. Mut
5. Ruhe
6. Verbundenheit

7. Klarheit
8. Mitgefühl

Selbst-Führung: Vom Selbst geführt sind wir, wenn wir die Fähigkeit besitzen, allen unseren Teilen zuzuhören, sie zu verstehen, präsent für sie zu sein und eine Beziehung zu ihnen herzustellen. Wir erkennen wertschätzend die Bedeutung ihrer Rolle in unserem inneren System und in der Beziehung zu anderen Personen an.

Teile: Innere Einheiten oder Unterpersönlichkeiten, die unabhängig handeln und über das volle Spektrum an Gefühlen, Gedanken, Überzeugungen und Empfindungen verfügen. Wenn sie sich verstanden und wertgeschätzt fühlen, haben sie ihre eigene Selbst-Energie. Sie unterscheiden sich, was ihr Aussehen, ihr Alter, ihr Geschlecht, ihre Begabungen und Interessen angeht; und sie nehmen im inneren System verschiedene Rollen ein. Wenn sie nicht verbannt sind oder miteinander in Konflikt stehen, weil sie verbannte Teile beschützen wollen, tragen sie auf vielfache Weise zu unserer Funktionsfähigkeit und unserem allgemeinen Wohlbefinden bei.

Typen von Teilen: In IFS werden die Teile in drei breite Kategorien eingeordnet, je nachdem, wie sie in Beziehung zueinander stehen. Ein verletzter oder *verbannter Teil* ist verletzlich und hat einen entscheidenden Einfluss auf das Verhalten anderer Teile. Umgeben sind verletzte Teile von zwei Arten von *beschützenden Teilen*. Proaktiv handelnde *Manager-Teile* haben die Rolle, trotz der Gefühle der Verbannten die Funktionsfähigkeit des Individuums aufrechtzuerhalten. Reaktiv handelnde *Feuerbekämpfer-Teile* haben die Rolle, den emotionalen Schmerz von Verbannten zu unterdrücken, wenn dieser trotz des Bemühens der Manager-Teile zum Ausdruck kommt.

Verletzliche Teile oder Verbannte: Sie kommen in Gefühlen, Überzeugungen, Empfindungen und Handlungen zum Vorschein. In der Kindheit wurden sie beschämt, abgelehnt, misshandelt oder vernachlässigt. Durch beschützende Teile wurden sie daher verbannt, sowohl zu ihrem eigenen Schutz als auch, um sie daran zu hindern, das innere System mit emotionalem Schmerz zu überfordern. Eine große Menge an innerer Energie wird aufgewendet, um zu verhindern, dass Verbannte bewusst wahrgenommen werden.

Manager-Teile: Proaktiv handelnde Teile, die sich darauf konzentrieren, zu lernen, zu funktionieren sowie vorbereitet und stabil zu sein. Wachsam versuchen sie, Verbannte daran zu hindern, das innere System mit Emotionen zu überfluten. Dabei verwenden sie oft eine Reihe von rigorosen Taktiken – darunter unerbittliche Kritik und Beschämung –, um dafür zu sorgen, dass wir uns auf unsere Aufgaben konzentrieren und gleichgültig für unsere Gefühle sind.

Feuerbekämpfer-Teile: Reaktiv handelnde Teile, die ebenfalls das Ziel haben, verletzte und verletzliche Teile zu verbannen und ihren emotionalen Schmerz auszulöschen. Sie werden aktiviert, wenn deren Erinnerungen und Emotionen sich trotz der repressiven Bemühungen der Manager-Teile Raum schaffen. Dann gehen sie rücksichtlos vor und greifen zu extremen, von den Manager-Teilen verabscheuten Maßnahmen wie Alkohol- oder Drogenmissbrauch, Essanfälle, Kaufrausch, Promiskuität, selbstverletzendes Verhalten, Suizid oder sogar Mord und Totschlag.

Verschmolzen: Wenn ein Teil nicht vom Selbst differenziert ist.

Gelöst: Der Zustand, in dem kein Teil (also kein Gefühl, kein Gedanke, keine Empfindung oder Überzeugung) das Selbst überwältigt. Wenn vom Selbst gelöste Teile präsent und zugänglich bleiben, ohne nach Dominanz zu streben, haben wir Zugang zu den Eigenschaften des Selbst. Der Zustand des Gelöstseins wird oft als innere Weite erlebt.

Ziel-Teil: Der Teil, den Klientin oder Klient wählen, wenn sie mit der inneren Erforschung beginnen. Wir helfen ihnen dabei, in Kontakt mit diesem Teil zu bleiben, falls andere Teile das nicht zu stark erschweren.

Sollte es dazu kommen, regen wir an, einen anderen Ziel-Teil zu nehmen. Dadurch ändert sich auch das Ziel der betreffenden Sitzung, aber wir behalten den ursprünglichen Ziel-Teil im Sinn und kehren sobald wie möglich zu ihm zurück, eventuell in einer anderen Sitzung.

Polarisierung: Eine durch Gegnerschaft geprägte Beziehung zwischen zwei Teilen, die sich nicht einig sind, wie Bedürfnisse erfüllt werden sollen. Im Lauf der Zeit werden ihre gegensätzlichen Ansichten oft immer extremer und erfordern immer mehr Aufwand. Wenn das Selbst jedoch die positiven Absichten und Beiträge beider Teile anerkennt, sind sie im Allgemeinen bereit, mehr Selbst-Führung zuzulassen. Eine Polarisierung kann sowohl zwischen dem Paar also auch im Innern beider Beteiligten auftreten.

Kehrtwende (U-Turn): Die Umkehr der Blickrichtung von außen nach innen. Bei einem Paar bedeutet dass, dass der Blick auf das eigene Innere gerichtet wird (auf Körpergefühle, Emotionen und die eigenen Teile) statt auf Partnerin oder Partner.

Direkter Zugang: Wenn Teile nicht fähig oder bereit sind, sich zu lösen, können wir in der therapeutischen Rolle direkt zu ihnen sprechen. Beim direkten Zugang wenden wir uns *explizit* an einen Teil (zum Beispiel nach der Frage: *Darf ich direkt mit diesem Teil sprechen?*). Wenn Klient oder Klientin die Vorstellung, es gebe Teile, ablehnt oder sagt: *Das ist kein Teil, das bin ich!,* können wir auch *implizit* mit dem Teil sprechen, ohne ihn als solchen zu bezeichnen.

Last: Teile tragen eine Last, wenn sie von außen kommende, schmerzhafte Überzeugungen und Gefühle über sich angenommen haben. Sie verspüren dann keine Erleichterung, bis sie entlastet werden.

Bezeugen: Der Prozess, bei dem ein Teil dem Selbst seine Erfahrungen zeigt oder ihm davon erzählt, bis er sich verstanden und akzeptiert fühlt und sich selbst akzeptiert.

Entlastung: Der rituelle Prozess, bei dem die schmerzhaften Emotionen und die harsche Selbstverurteilung eines verbannten Teils losgelassen werden. Verwendet werden dabei entweder bildliche Vorstellungen mit einem der Elemente Licht, Erde, Luft, Wasser und Feuer oder etwas anderes, wofür der Teil sich entscheidet. Nach der Entlastung kann der Teil Eigenschaften seiner eigenen Wahl dazu verwenden, den vorher von der Last besetzten Raum zu füllen.

DANKSAGUNG DER AUTORINNEN

TONI HERBINE-BLANK

Mein herzlicher Dank gilt Donna M. Kerpelman und Martha Sweezy, meinen Ko-Autorinnen. Donna, die den Großteil eines Jahres damit verbracht hat, Vorträge zu transkribieren, um die erste Fassung dieses Buchs zusammenzustellen und zu redigieren, hat sich seit 1999 und damit von Anfang an für IFIO eingesetzt. Ich bin zutiefst dankbar für ihre beharrliche Unterstützung, ihre Leidenschaft für das IFIO-Modell und für ihre Freundschaft. Martha, die mich schon vor Jahren ermuntert hat, über die Vielfalt in der Paartherapie zu schreiben, hat jene erste Fassung mit großer Sorgfalt und mit Respekt überarbeitet und mich dazu gebracht, meine Ideen noch kreativer und klarer darzustellen. Ihre Fähigkeiten und ihre Erfahrung haben mich aber nicht nur bei der Arbeit am Buch begleitet, sondern auch in meinem Leben. Sie bringt mich immer wieder dazu, mich zu entwickeln, um die Ecke zu denken und furchtlos zu sein, wenn es um die Erweiterung meines Modells geht. Ich bin dankbar für ihre Sachkenntnis, ihre Begeisterung und ihre Freundschaft.

Meine besondere Wertschätzung gilt Dick Schwartz, meinem Freund und Mentor. Ich kann ihm nicht genug dafür danken, dass er mir vertraut und mich ermutigt hat, mir diesen Aspekt seines Modells zu eigen zu machen. Seine Unterstützung bedeutet mir unendlich viel.

Mir stünde kein klinisches Material zur Verfügung ohne die tapferen Paare, die sich mit dem Wunsch, ihre Beziehung zu verwandeln, einer

Therapie unterzogen haben. Das Modell ist von der Erfahrung dieser Menschen abgeleitet, die meine Lehrer und Mentoren waren.

Darüber hinaus haben mich im Lauf der Jahre viele Leute unterstützt und gefördert. Manche von ihnen reisen unermüdlich durchs Land, um IFIO-Ausbildungen durchzuführen. Sie forschen, entwickeln Ideen, unterrichten, betreuen andere und verwenden das Modell mit Tatkraft und Begeisterung in ihrer therapeutischen Praxis. Besonders danke ich daher meinen engagierten Mitarbeiterinnen Ann Drouilhet, Kate Lindgren, Robin Warsh und Judi Zoldan sowie meinen aktuellen und früheren IFIO-Ausbilderinnen Michele Bograd, Pamela Geib, Sarah Stewart und Nancy Wonder für alles, was sie beigetragen haben. Dank auch an alle, die das Manuskript gelesen und uns wichtige Hinweise dazu gegeben haben.

Erwähnen möchte ich ferner die vielen Menschen, deren Arbeiten über Paartherapie mich angeregt haben. Die wichtigste Rolle hat meine Imago-Ausbilderin und Mentorin Sunny Schulkin gespielt, die mir beigebracht hat, mutig und aufgeschlossen zu sein, egal, welches Modell ich verwende, und mich in allen Situationen furchtlos zu behaupten.

Meine Gedanken darüber, wie man um Vergebung bittet und anderen ebenso wie sich selbst vergibt, sind der buddhistischen Philosophie, Janis Abrahms Springs und Richard Schwartz verpflichtet.

Mein tiefer Dank gilt schließlich meiner Familie und jenen Freundinnen und Freunden, die weit von der Welt von IFIO leben, mich jedoch angespornt, unterstützt, getröstet und mir bei der Arbeit am Buch geholfen haben. Besonders danke ich meinen Eltern Deetsie und Fritz Herbine sowie meiner Schwester und meinem Schwager, Kate und Joel Feldman. Vor allem jedoch danke ich meinem Mann Jordan, der mich bei allen meinen Unternehmungen, ob klein oder groß, kräftig unterstützt.

DONNA M. KERPELMAN

Toni Herbine-Blank gehört zu jenen seltenen Lehrerinnen und Lehrern, die mit Begeisterung, Intelligenz, Demut und dem echten Wunsch, eine Verbindung zu ihrem Publikum herzustellen, eine ganz besondere Atmosphäre schaffen. Sie ist eine großartige Psychotherapeutin und Ausbilderin, und es war eine große Ehre für mich, bei vielen Unternehmungen mit ihr zusammenzuarbeiten. Ich freue mich, dass ich sie dabei unterstützen konnte, ihre Arbeit zu einem Buch zu machen, das vielen Menschen einen Zugang zu ihrem Lebenswerk vermitteln wird. Mein herzlicher Dank gilt zudem Martha Sweezy, einer begabten Autorin und Redakteurin, die uns dabei zur Hand gegangen ist.

MARTHA SWEEZY

Toni war meine erste Dozentin bei einer IFS-Veranstaltung, nach der ich mehrere weitere bei ihr besucht habe. Ich verneige mich hier im Geiste vor ihren außergewöhnlichen Fähigkeiten als Lehrerin, Denkerin und Therapeutin. Und ich danke sowohl Toni wie Donna für die Gelegenheit, an diesem Buch mitzuwirken.

LITERATUR

ABRAHMS SPRING, J. (2004). How can I forgive you? The courage to forgive, the freedom not to. New York. N.Y.: Harper Collins.

ASSAGIOLI, R. (2004). Handbuch der Psychosynthese: Grundlagen, Methoden und Techniken. Rümlang/Zürich: Nawo, 4. Aufl.

BADENOCH, B. (2010). Gehirn und Psyche: Interpersonelle Neurobiologie als Grundlage einer erfolgreichen therapeutischen Praxis. Freiburg i. Br.: Arbor.

BOWEN, M. (1978). Family therapy in clinical practice. New York, N.Y.: Jason Aronson.

BOWLBY, J. (2006). Bindung und Verlust. Bd. 1. Bindung. München/Basel: Reinhardt.

BRADSHAW, J. (2006). Wenn Scham krank macht: Verstehen und Überwinden von Schamgefühlen. München: Knaur.

COAN, J. A., H. S. SCHAEFER UND R. J. DAVIDSON (2006). »Lending a hand: Social regulation of the neural response to threat«. Psychological Science, 17, S. 1032–1039.

COZOLINO, L. J. (2002). The neuroscience of psychotherapy, building and rebuilding the human brain. New York, N.Y.: Norton.

COZOLINO, L. J. (2006). Die Neurobiologie menschlicher Beziehungen. Kirchzarten: VAK 2007.

COZOLINO, L. J. (2008). »It's a jungle in there«. Psychotherapy Networker, September/Oktober, S. 20–27.

ECKER, B., R. TICIC UND L. HULLEY (2016). Der Schlüssel zum emotionalen Gehirn: Mit Gedächtnisrekonsolidierung die Ursachen von Symptomen beseitigen. Paderborn: Junfermann.

FISHER, R. (2002). Experiential psychotherapy with couples: A guide for the creative pragmatist. Phoenix, Az.: Zeig, Tucker and Theisen.

FREUD, S. (2000). »Das Ich und das Es«. Studienausgabe, Bd. 3. Psychologie des Unbewussten. S. 273–330. Frankfurt a. M.: Fischer.

HENDRIX, H. (2009). Soviel Liebe, wie du brauchst: Der Wegbegleiter für eine erfüllte Beziehung. Dörfles: Götz.

JOHNSON, S. M. (2009). Die Praxis der emotionsfokussierten Paartherapie: Verbindungen herstellen. Paderborn: Junfermann.

JOHNSON, S. M. (2014). Liebe macht Sinn: Revolutionäre neue Erkenntnisse über das, was Paare zusammenhält. München: btb.

JUNG, C. G. (1991). Die Dynamik des Unbewussten. Gesammelte Werke, Bd. 8. 6. Aufl. Olten/Freiburg i. Br.: Walter.

KABAT-ZINN, J. (2019). Gesund durch Meditation: Das große Buch der Selbstheilung mit MBSR. München: Knaur.

KAUFMAN, G. (1980). Shame, the power of caring. Rochester, Vermont: Schenkman.

LEWIS, H. B. (1987). The role of shame in symptom formation. Hillsdale, N.J.: Psychology Press.

LEWIS, T., F. AMINI UND R. LANNON (2000). A general theory of love. New York, N.Y.: Random House.

LIND-KYLE, P. (2009). Heal your mind, rewire your brain. Santa Rosa, Cal.: Energy Psychology Press.

MCCARTHY, B. UND E. MCCARTHY (2013). Das Verlangen entfachen: Hilfe für Paare, die wenig oder keinen Sex haben. Bern: Huber.

MCCONNELL, S. (2013). »Embodying the internal family«. In: M. Sweezy und E. Ziskind (Hrsg.), Internal family systems therapy: New dimensions. S. 90–106. New York, N.Y.: Routledge.

MICHAEL, R., J. GAGNON, E. LAUMANN UND G. KALOTA (1994). Sex in America. Boston, Mass.: Little, Brown.

MINUCHIN, S. UND H. FISHMAN (1992). Praxis der strukturellen Familientherapie: Strategien und Techniken. 4. Aufl. Freiburg i. Br.: Lambertus.

NEFF, K. D. (2011). »Self-compassion, self-esteem, and well-being«. Social and Personality Psychology Compass 5, S. 1–12.

NOTARIUS, C. UND I. BUONGIORNO (1992). Unveröffentlichte Studie, zitiert in J. M. Gottman, J. D. Murray, C. Swanson, R. Tyson und K. R. Swanson, The mathematics of marriage: Dynamic nonlinear models. Cambridge, Mass.: MIT Press 1999, S. 34.

PORGES, S. W. (2007). »The polyvagal perspective«. Biological Psychology 74, S. 116–143.

ROGERS, C. (2020). Eine Theorie der Psychotherapie, der Persönlichkeit und der zwischenmenschlichen Beziehungen. 3. Aufl. München/Basel: Ernst Reinhardt.

SCHWARTZ, R. C. (2018). Systemische Therapie mit der inneren Familie. 8. Aufl. Stuttgart: Klett-Cotta.

SCHWARTZ, R. C. (2019). Mutige Liebe – Warte nicht darauf, dass dein Partner sich ändert: Umdenken bei Konflikten in Ehe und Partnerschaft. Norderstedt: BoD 2019.

SCHWARTZ R. C. (2013). »The therapist–client relationship and the transformative power of self«. In: M. Sweezy und E. Ziskind (Hrsg.), Internal family systems therapy: New dimensions, S. 1–23. New York, N.Y.: Routledge.

SIEGEL, D. J. (2009). Gemeinsam leben, gemeinsam wachsen: Wie wir uns selbst besser verstehen und unsere Kinder einfühlsam ins Leben begleiten können. 2. Aufl. Freiburg i. Br.: Arbor.

SIEGEL, D. J. (2014). Das achtsame Gehirn. 4. Aufl. Freiburg i. Br.: Arbor.

SWEEZY, M. (2013). »Emotional cannibalism: Shame in action«. In: M. Sweezy und E. Ziskind (Hrsg.), Internal family systems therapy: New dimensions, S. 24–34). New York, N.Y.: Routledge.

WATKINS, J. G. UND H. H. WATKINS (2019). Ego-States – Theorie und Therapie: Ein Handbuch. 4. Aufl. Heidelberg: Carl-Auer.

DIE AUTORINNEN

Toni Herbine-Blank ist Psychotherapeutin in eigener Praxis sowie Senior-Trainerin am Center for Self-Leadership. Die klinische Psychotherapeutin entwickelte die auf der IFS-Therapie basierende Paartherapie IFIO (Intimacy from the Inside out©). Sie erhielt ihre Ausbildung in Familientherapie an der Universität von Pennsylvania und ist seit 2004 in der Ausbildung von IFS-Therapeut*innen tätig. Sie leitet Ausbildungen, Retreats und Workshops für IFS und IFIO in den USA und weltweit und lebt in Durango, Colorado.
Weitere Informationen: *www.toniherbineblank.com*

Donna M. Kerpelman ist seit über zehn Jahren als IFS-Therapeutin und -Ausbilderin tätig. Sie organisierte und leitete mehrere IFIO-Retreats für Paare sowie IFIO-Ausbildungen für Paartherapeuten.

Martha Sweezy hat eine Therapie- und Beratungspraxis in Northampton, Massachusetts. Sie ist klinische Supervisorin bei der Cambridge Health Alliance, Dozentin für Psychiatrie an der Harvard Medical School, Assistentin bei IFS-Ausbildungen, Autorin mehrerer Artikel über IFS sowie des Buchs *IFS: Innovations and Elaborations on Internal Family Systems Therapy* sowie Co-Autorin, zusammen mit Ellen Ziskind von *Internal Family Systems Therapy: New Dimensions.*
Weitere Informationen: *www.marthasweezy.com*

WEITERE LITERATUR AUS DEM ARBOR VERLAG

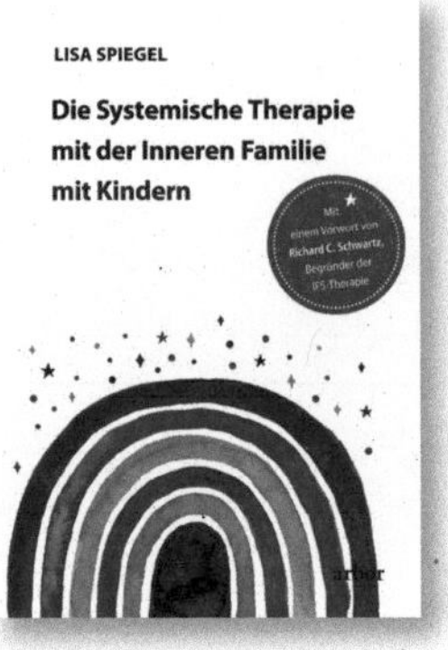

LISA SPIEGEL

Die systemische Therapie mit der Inneren Familie mit Kindern

Mit einem Vorwort von Richard C. Schwartz, Begründer der IFS-Therapie

Dieses Buch beschreibt erstmals ausführlich, wie IFS in der Therapie mit Kindern eingesetzt werden kann.
Es erklärt Schritt für Schritt, wie der IFS-Prozess vor sich geht, und illustriert mit zahlreichen Fallbeispielen das Heilpotenzial dieser Methode. Mit dieser Anleitung können sich alle, die therapeutisch mit Kindern arbeiten, mit IFS vertraut machen oder ihr Verständnis vertiefen.

»Lisa Spiegel schickte mir ihr Manuskript, und ich war begeistert! Ihre Fallbeispiele entsprechen nicht nur genau der Theorie und dem praktischen Ansatz von IFS, sondern sind auch spannend zu lesen. Dieses Buch ist nicht nur ein wichtiger Beitrag zur wachsenden Literatur zu IFS, sondern auch zur Psychotherapie mit Kindern im Allgemeinen. Dafür bin ich immens dankbar.«

Richard C. Schwartz,
Begründer der Therapie mit dem inneren Familiensystem

ISBN 978-3-86781-261-0

Online

Umfangreiche Informationen zu unseren Themen, ausführliche Leseproben aller unserer Bücher, einen versandkostenfreien Bestellservice und unseren kostenlosen Newsletter.
All das und mehr finden Sie auf unserer Website.

www.arbor-verlag.de

Mehr über Toni Herbine-Blank

www.arbor-verlag.de/toni-herbine-blank

Seminare

Die gemeinnützige *Arbor-Seminare gGmbH* organisiert regelmäßig Seminare und Weiterbildungen mit führenden Vertretern achtsamkeitsbasierter Verfahren. Nähere Informationen finden Sie unter:

www.arbor-seminare.de

Arbor Online-Center

Mit dieser Plattform hat Arbor einen virtuellen Ort der Inspiration und des Lernens rund um das Thema Achtsamkeit geschaffen. Lernen Sie die AutorInnen unserer Bücher und die ReferentInnen unserer Veranstaltungen kennen: in Interviews, Vorträgen, Meditationsübungen, Webinaren, Podcasts sowie Online Kursen und zahlreichen weiteren Ressourcen.

www.arbor-online-center.de